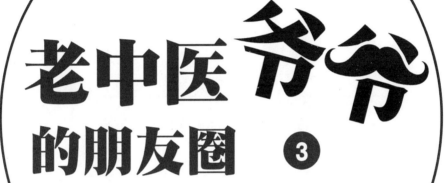

老中医爷爷

的朋友圈 ③

论更年期妈妈的正确打开方式

张中和 著

团结出版社

UNITY PRESS

图书在版编目（CIP）数据

老中医爷爷的朋友圈. 3，论更年期妈妈的正确打开
方式 / 张中和著. -- 北京 ：团结出版社，2017.10
ISBN 978-7-5126-4666-7

Ⅰ. ①老… Ⅱ. ①张… Ⅲ. ①中医学－保健－基本知
识②女性－更年期－保健 Ⅳ. ①R212②R711.75

中国版本图书馆 CIP 数据核字(2016)第 297100 号

出　版：团结出版社
　　　　（北京市东城区东皇城根南街 84 号　邮编：100006）
电　话：(010) 65228880　65244790　（出版社）
　　　　(010) 65238766　85113874　65133603（发行部）
　　　　(010) 65133603（邮购）
网　址：http://www.tjpress.com
E-mail：zb65244790@vip.163.com
　　　　fx65133603@163.com（发行部邮购）
经　销：全国新华书店
印　装：三河市祥达印刷包装有限公司

开　本：190mm×210mm　　　24 开
印　张：10.5
字　数：232 千字
印　数：4045
版　次：2017 年 10 月　第 1 版
印　次：2017 年 10 月　第 1 次印刷

书　号：978-7-5126-4666-7
定　价：30.00 元

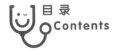

目录
Contents

two 第二篇 | 更年期防什么：更年期常见疾病大盘点 | 033

three 第三篇 | 更年期治什么：更年期常见疾病保养方法 | 073

| four 第四篇 | 更年期调什么：巧妙养生，过好更年期 | 111 |

Contents

Contents

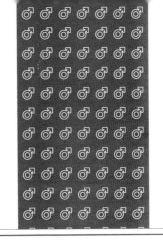

one

第 一 篇

更年期是什么:

你对"更年期"真的了解吗?

老 中 医 爷 爷 的
朋 友 圈 3

01 你知道什么是 "更年期" 吗?

〔大夫的话〕

　　从青春期开始，"月事"一直伴随着女性的人生，无论是否痛经，是否有月经问题，我们从抗拒到接受，最终还是会在"人到中年"的时候迎来"月经不再来"的现实。至此，女性开始步入了人生一个新的阶段——更年期。

　　正所谓"生老病死不可逆"，更年期的到来是女性人生中必经的一个重要阶段，无法避免。可是，缺乏养生保健意识的更年期女性们，因为对"更年期"了解不足，往往因此引发不少生理、心理乃至家庭关系等问题。

〔真实案例〕

　　秦女士是典型的晚婚晚育女性，32 岁才生育孩子，所以，今年她47 岁的时候，孩子才 14 岁，正在读高中。由于儿子进入了青春期、叛逆期，加上秦女士渐渐步入更年期，情绪波动变大，容易暴躁，容易压抑，出现了大部女性都会出现的更年期问题，使得秦女士近两年和儿子的沟通出现非常大的问题。

　　一开始，秦女士以为这主要是孩子青春期的缘故，可是有一次孩子离家出走，秦女士应儿子班主任的邀请到了学校和老师见面，从老师的口中秦女士才明白到，原来对于和儿子的隔阂，秦女士自己也有很大的责任。因为她工作压力大，加上更年期，导致秦女士平时和儿子沟通的语气、态度等都不好，不时给孩子施加压力，使儿子觉得特别压抑。

　　为此，老师建议秦女士从自己方面着手，于是秦女士便来找爷爷看诊，希望找到能够凝神静气、养气调息、减缓更年期的食疗。

　　爷爷给秦女士认真诊断后，发现，秦女士这不是单纯的需要养气调息，而是需要着手缓解自己的更年期综合征。

　　更年期综合征是绝经前后女性常见的一种更年期症状，像秦女士这样，心烦气躁、压抑暴躁、潮红盗汗，心神不宁，睡不安稳的症状，主要就是由于更年期所造成的。正是因为秦女士缺乏对更年期的认识了解，没有意识到自己有更年期综合征，对自己的情绪和生理小毛病放任不管，所以才会衍生出各种"脾气"，导致她和儿子沟通不畅。

［典型表现］

潮红、盗汗、心悸、失眠、忧思过重、心烦气躁等初步特征。

［影响成因］

　　女性的"更年期"之所以会引发各种生理、心理小毛病，这主要是由于女性卵巢衰退、雌激素剧减、内分泌失调所引致的。因为女性在更年期绝经之前，体内的雌激素和雄激素维持着微妙的平衡关系。一旦到了绝经前后，卵巢功能衰退，雌激素会减少，内分泌平衡打破，影响植物性神经功能以及各种器官调节功能，所以容易衍生各种生理、心理等疾病。

✵ ［调理方法］

针对女性更年期出现的各种症状，爷爷建议更年期女性首先要端正心态，千万不要以为更年期来了，就等于自己老了，不中用了。

更年期是人生一个必经阶段，只要用心调理，有意识地进行保健养生，更年期女士们照样可以活得舒坦自在，留住不老容颜，开展精彩人生。

下面，爷爷给更年期女性们介绍几个更年期日常护理的小细节：

1. 早晚一茶匙蜂王浆

所谓的蜂王就是母蜂，它一辈子都在产卵，在如此大的生命活动耗损下，它依旧能比别的普通蜜蜂长寿几十倍，这是为什么呢？因为，其他蜜蜂吃花粉，而蜂王吃的是其他工蜂上颚腺分泌出来的王浆。研究证明，这些王浆含有大量的雌激素。因此，如果女性能每天服用 10 ~ 15 克蜂王浆，是能有效补充雌激素的。国外有专门治疗更年期综合征的机构，他们研究发现，更年期妇女，如果坚持用蜂王浆来涂抹身体，一定时间后，因为更年期所引发的潮红、潮热症状也会慢慢消失。加上蜂王浆本身有补水养颜的作用，所以，在日常护肤品食用的过程中，加入一颗黄豆大小的蜂王浆，对于女性皮肤护理和养颜是有很好作用的。

2. 每天一杯当归茶

一旦过了 45 岁，或者进入了 50 周岁，那么，女性或多或少会出现更年期症状，或围绝经期的相应症状。在这个时候，月经不调、心悸失眠、盗汗、四肢冰冷、形体乏力等情况的出现几率会相对增多。我们可以用当归煎水饮用，每天拿 10 克左右的当归片，放入清水中，闷盖煮半个小时，待当归的药性挥发后，加入适当的红糖，但切忌过甜。然后取一保暖瓶，将当归水倒进去保温，每天饮用 250 ~ 350 毫升，当茶一样喝。这样循序渐进，就能有效改善更年期引发的系列问题了。

02 更年期悄悄来，你要懂得自查

👩‍⚕️ ［大夫的话］

从女性的角度来看，更年期是特指女性在绝经前后，卵巢功能从健康的状态慢慢衰退，最后完全丧失功能的一个过渡时期，中医上称它为"围绝经期综合征"。在日常生活中我们会发现，更年期的女性不仅在生理上会发生变化，而且在心理上也会发生很大的改变。女性朋友在临近更年期时一定要懂得自查，加强防护，这样我们的生活才会和谐美满。

⊞ ［真实案例］

初中文化的张阿姨结婚后一直在一个工厂上班，现在 49 岁了，两年前退休后就一直待在家里。张阿姨最近几个月总是因为家庭琐事无故烦躁发怒，并且经常成宿失眠，还总是做噩梦，面对张阿姨突如其来的变化，张叔叔很是担心，于是带张阿姨找爷爷问诊。

经过爷爷的仔细询问，发现张阿姨不仅有上述症状，并且在生活中没有几个亲近的好友，不喜欢和周围人聊天，也不喜欢参加社交娱乐活动。

爷爷告诉张阿姨，易躁易怒和失眠多梦这是更年期的症状，因为脾气不稳定，又没有合理的宣泄途径，导致张阿姨更加不喜欢社交活动，从而形成了恶性循环。因此，爷爷建议张阿姨最基本也是见效最快的方法就是每天保持愉悦的心情，多找邻居聊聊天。

〔典型表现〕

易烦躁、易怒、经常性失眠多梦、轻度神经衰弱等。

〔影响成因〕

由于更年期激素水平不均衡，加上内分泌失调，女性更年期最典型的表现就是情绪的变化。张阿姨就是因为更年期来临而自身对此不知情，从而没有采取正确的措施防范，使坏情绪一直持续。这不仅影响了自己，还影响了家庭。

〔调理方法〕

对此，爷爷提供了以下 4 个方法可以自查更年期是否到来：

1. 家族遗传

研究表明，更年期的开始时间、病因、症状等都与遗传因素有关。因此，爷爷说可以通过家族中妈妈和姐姐的更年期年龄来预测自己的更年期年龄。

2. 月经初潮

爷爷说，月经初潮越早，更年期的到来越晚；反之，月经初潮越晚，则更年期的到来越早。因此，我们可以通过自己月经初潮的时间来大致推断更年期来临的时间。

3. 月经改变

爷爷说月经改变有以下三种方式：一是月经紊乱，经量过多或过少；二是两次月经时间间隔变长；三是突然停经。如果发现自己月经不规律，一定要提高警惕啊！

4. 其他症状

一般会出现突然的乳房胀痛、失眠多梦、焦躁抑郁等症状。

03 为什么女性会有更年期

 [大夫的话]

　　更年期又称"围绝经期综合征"，其出现的根本原因是雌性激素分泌的减少。大家都知道卵巢是分泌雌性激素的器官，一旦由于生理或病理等原因导致卵巢衰竭，丧失其功能，就会导致女性身体的巨大变化。病理原因就是指某些疾病导致卵巢出现问题，而生理原因就是指的更年期。因为雌性激素作用于女性几乎全身上下，所以它对女性的重要性不言而喻。

[真实案例]

　　45 岁的刘阿姨家庭美满幸福，丈夫疼爱，女儿乖巧听话，工作也很稳定。但不知怎的，刘阿姨最近一段时间莫名其妙会感到心慌，头颈部会觉得发热，即使是在很冷的冬季，也会动不动就一下子出许多汗。性格也变得更加多愁善感，容易伤春悲秋，郁郁寡欢。这让她的亲人很不解，也很担心刘阿姨的情况。

　　有亲戚推荐刘阿姨来爷爷这里看看，爷爷经过了解，告诉她这是更年期的征兆，需要好好调理才行，如果继续下去后果会更加严重。刘阿姨按照爷爷的嘱咐，除了每天保持愉快的心情外，还辅助爷爷推荐的食疗，一个月下来，再次见到刘阿姨时她面色改善了许多，睡眠质量也提上去了，心情也好多了。

〔典型表现〕

更年期在生理上表现为月经紊乱、潮红潮热等；在情绪上则表现为抑郁多虑、情绪不稳定。

〔影响成因〕

卵巢功能的衰退是进入更年期的直接原因，而更为直接的原因是卵巢中成熟卵泡排放数量的减少。遗传因素决定着卵泡数量的多少，这也是遗传因素是决定更年期年龄的微观原因。有研究发现，新生儿的卵巢中有超过十万的卵泡，而女性到五十岁左右时，卵泡几乎全部衰退，从而停止雌性激素分泌，最终导致绝经。

〔调理方法〕

爷爷推荐给刘阿姨的是大枣银耳汤，这道汤做法简单但营养价值高，非常适合更年期女性服用。

首先，可以将新鲜红枣洗净去核，与银耳加水煮十分钟左右，然后加入冰糖即可。大枣富含丰富的铁质，维生素 C 含量被誉为"水果之冠"；银耳中天然植物性胶质丰富，长期使用可以祛斑、滋阴。所以，长期服用大枣银耳汤可以缓解失眠多梦、潮热盗汗、心神不定等症状，不失为女性更年期调养的好选择。

04 更年期前后，学会呵护卵巢

［大夫的话］

卵巢对我们女性的身体健康有着非常重要的影响，被称为女性的"性腺"。卵巢主要作用是排卵和分泌雌性激素，因此女性的绝经年龄一定程度上取决于卵巢的健康状况，当然，卵巢也和我们女性的更年期有直接联系。一般来说，女性的绝经年龄在 50 岁左右，但是调查发现，有不少女性因为卵巢早衰导致绝经时间提前 5 年，有的甚至 40 岁就绝经了。这样的差距告诉女性，呵护卵巢的重要性。

［真实案例］

49 岁的冯阿姨是一名中学语文老师，心情每天看上去都不错，也一直很受同学们的欢迎。可最近却面色憔悴，常感到身体不适，经常课讲到一半就开始冒冷汗，感到四肢无力、疲惫不堪。冯阿姨决定趁周末去检查一下到底是怎么回事。

于是冯阿姨来到了爷爷这儿，经过爷爷询问知道，冯阿姨原来近一年内月经不调，并且经期延后，最近三个月才来过一次，经量特别少。

经过爷爷的检查，初步诊断冯阿姨是更年期卵巢功能迅速衰退。爷爷告诉冯阿姨，卵巢刚开始衰退的时候速度比较慢，也不容易察觉出身体的变化，但是到了中后期，卵巢衰退加速，身体也开始明显感到不适。爷爷建议冯阿姨慢慢调理，最好是采取食补和药物来调理。

在爷爷的建议下，冯阿姨注意饮食、休息等问题，很快就感觉自己的身体好多了。

［典型表现］

月经紊乱，经量减少，阴道干燥，皮肤没有光泽，腰酸背痛，小腹痛，正常工作受到较大的影响。

［影响成因］

女性进入更年期以后，卵巢功能开始衰退。这一点首先表现在卵巢体积的缩小和卵泡数量的大幅减少，卵泡排卵受到限制，最后导致身体内的雌性激素分泌过少。而我们大家都知道，雌性激素对女性的作用就像是阳光对向日葵的作用，缺少了"阳光"，女性就缺少了营养和生机，最终走向枯萎。

［调理方法］

爷爷建议我们从最安全的食物入手来保养卵巢，可以试试以下几种食物：

1. 具有调理作用的富含植物雌性激素的谷物：如黄豆、黑豆、小麦等。可以每天用五谷打豆浆喝，既营养又健康。

2. 多饮用葡萄酒也很有好处。这是因为葡萄酒中含有白藜芦醇，可以补充雌激素，适量饮用有防止卵巢肿瘤的作用。

另外，平时饮食要避免辛辣、油炸、咖啡、浓茶等刺激性食物和饮料。

05 更年期来了，你需要看医生吗

[大夫的话]

许多女性对更年期没有了解，等到更年期来了就觉得自己得了不治之症，整天患得患失，跑了好多家医院，也用了好多药都不见好；也有的女性朋友之前对更年期有所了解，等自己到了更年期的时候，有些小症状觉得很正常，没放在心里，可有些症状是身体疾病而不是更年期症状，结果病情由轻变重，最后丧失了最佳治疗时机。那更年期来了，需不需要看医生呢？

[真实案例]

唐女士今年 43 岁，来找爷爷看病时精神已经有些混乱了。经过唐女士的丈夫介绍，爷爷了解到，原来唐女士一年前心情就开始抑郁，同时还有月经失调、脾气烦躁等更年期综合征的症状。唐女士以为是工作压力太大导致的，因此也就没在意，殊不知唐女士是更年期提前来到了。这段时间唐女士的丈夫经常在外出差也没留意，可唐女士的症状却越来越严重，加上工作又忙也没有看医生，现在竟成了抑郁症！需要暂停工作专心配合治疗才行。

唐女士的丈夫后悔不已："如果早点发现让唐女士早点看医生就

不会出现今天这么严重的情况了。"

🩺 [典型表现]

当感觉到自己之前认为的小症状，特别是身体内部的症状经过自己的疏导还是有加重的趋势时，这时候该提醒自己——应该去看医生了！

🔍 [影响成因]

更年期综合征的大部分症状对我们女性朋友来说都是正常的和可控的，但是也不排除特殊情况。因此，我们在觉得自己出现更年期症状的时候，爷爷建议先去做个全面检查，防患于未然，确定身体很健康以后，其他的一些小症状完全可以自我调节，就不需要专门看医生了。但是切记不要等症状很严重时再去检查治疗，这时候往往就晚了。

⚛ [调理方法]

爷爷提出了下面三项可以判断自己是否需要看医生的情况，给大家以供参考：

1.症状加重并且不受控制。如果觉得自己身体有些地方疼痛加重了，或者情绪特别容易激动，不受自己控制，给家人和朋友带来很大困扰的时候，这就需要去看医生了。这时候医生有针对性的治疗往往会事半功倍，抑制住病情发展。

2.月经异常紊乱。之所以用"异常"这两个字是因为月经紊乱在更年期其实是很正常的，但是也有一个度，如果上一次没有正常来月经，而这一次却持续了一个月，最后整个人都面色苍白、毫无血色，甚至都"贫血"了，这时候情况就比较严重，这是提醒你该去看医生了。

3.到了绝经期还没有绝经。很多女性朋友有这样一个误区，认为越晚绝经越好，这样自己还会保持几年年轻的时光，其实不然。如果到了五十五岁还没有绝经，这就需要引起注意了，有时候这是乳腺癌、子宫内膜癌的先兆！这时一定要去医院做个检查以防万一。

06 更年期综合征的高发人群

⚕ [大夫的话]

　　虽然说更年期我们每个人都会经历，但是更年期的症状有轻有重，有的人症状轻微，几乎不影响正常生活；而有的人症状却很严重，必须辅助药物进行治疗。那到底哪些人群是更年期综合征的高发人群呢？

[真实案例]

　　随着生活节奏的加快，许多地方特别是城市更年期综合征年龄有提前的趋势。杨女士今年不到 40 岁，是公司白领，生活压力和工作压力都很大，晚上更是经常加班到十点，饭点也不规律。原来还不觉得怎样，现在杨女士发现最近自己的月经量越来越少，而且她结婚多年到现在还一直没有怀孕，有时候也会出现烦躁易怒、潮热出汗等更年期症状。杨女士找爷爷来检查，爷爷发现她的雌性激素水平已经下降到很低的水平，有卵巢早衰的迹象，如果再继续下去，很可能再也不能当妈妈了。这种现象，就是常见的"隐性更年期"。

　　爷爷为了杨女士的以后考虑，决定还是把实情告诉杨女士，希望引起杨女士的警惕，同时也建议杨女士调整好生活节奏，保证充足的睡眠。后来，杨女士保持了一段时间的规律作息和饮食，慢慢地气色又好了起来。

📎 ［典型表现］

精神压力过大或者有过精神病史的女性、都市白领等脑力工作频繁的人都很容易提前进入更年期；另外，很多盲目减肥的女性朋友们，不正确的减肥方法导致身体处于比较脆弱的状态，也会是更年期综合征的高发人群。

🔍 ［影响成因］

通过前面我们分析的高发人群，我们已经注意到了更年期并不是和我们想象中的一样。我们往往以为每个人都会有更年期，症状都差不多，但事实上更年期也存在高发人群和情况严重者，并且更年期的高发人群与我们的生活方式有很大的关系。不健康的生活方式和精神压力过大，都是导致更年期综合征爆发的导火索。另外，因为种种原因做过子宫切除术、出现多次流产等情况的，也容易在更年期期间身体出现各种问题。

⚛ ［调理方法］

不管是更年期综合征的高发人群，还是其他女性，都应该注意保持良好的生活方式，这样才能让更年期症状远离我们。

1.注意保持心情愉悦，调整好自己的心态，保持乐观的情绪；选择健康的生活方式，不要熬夜，保证充足的睡眠。

2.多吃水果蔬菜，不能过分饮酒。可选择多吃瘦肉、奶制品和豆类，补充蛋白质。优质的蛋白质对补充女性更年期的营养和生理代谢不可小觑的作用。

07 激素分泌，对于更年期的重要性

〔大夫的话〕

如果把我们女性的一生分为三个阶段的话，青春期和更年期就是两个重要的分界点，而我们有三分之一的时间要在更年期后度过。青春期是身体激素渐渐增多的时候，而更年期则是身体激素逐渐消耗的时候。雌性激素的多少直接关系到我们身体内部一系列的变化，因此重要性不言而喻。

〔真实案例〕

今年刚刚 46 岁的李阿姨之前去医院做检查，发现有卵巢囊肿，这可吓了李阿姨一大跳。医生建议李阿姨赶紧做切除手术，但是李阿姨做了切除手术以后，现在才过了一年，"后遗症"就很明显了：皮肤越来越粗糙，月经不调，经量变少……

李阿姨意识到问题严重性之后赶快来找爷爷，爷爷明确告诉李阿姨这是典型的更年期综合征！

爷爷说卵巢是女人最重要的身体器官，卵巢切除了，雌性激素没有了制造来源，问题就会渐渐反映到身体各个部分。李阿姨不得已做了切除手术，身体肯定会出现种种问题。针对这些问题，爷爷建议李阿姨注意饮食，或者在医生的指导下进行雌激素的补充疗法，帮助改善这类状况。

[典型表现]

卵巢早衰、月经经量减少、皮肤粗糙、头发枯黄等。

[影响成因]

雌性激素分泌量的多少直接与卵巢机能相关。我们女性进入更年期以后，卵巢机能渐渐下降，卵细胞减少，雌性激素分泌量减少，皮肤开始粗糙缺水，失去了弹性和光泽。雌性激素的存在还会保护血管的柔软，保证血管不易硬化，但是更年期以后，没有了雌性激素的保护，我们血管方面的疾病就开始增多了。

[调理方法]

爷爷说："既然雌性激素对我们这么重要，我们肯定要想办法增加它的含量。"为此，爷爷教给了我们一种补充雌性激素的方法，那就是自制饮品，这种方法既简单又实惠，可操作性强，推荐给大家。

首先，爷爷对冯阿姨强烈推荐一种食物，那就是——黄豆。为什么爷爷选择了很常见的黄豆呢？因为黄豆中含有大量的植物雌性激素，叫做异黄酮，它可以调节体内的激素平衡，体内激素过高就会调节减少，过低就会调节增加，因此能有效地预防一些妇科疾病的发生。平时在饮食中可以磨成豆浆，也可以多吃豆腐等豆制品来补充。

当归茶饮也是非常有好处的饮品。在中医中这是治疗妇科疾病常用的药，每天用10克左右的当归煎水饮用，可以改善雌性激素减少带来的症状。

此外山楂、蒲公英和生姜也可以补充雌性激素，每天用这三种原料泡茶，坚持饮用就能看到效果。

08 更年期综合征会有什么常见症状

〔大夫的话〕

　　更年期，简单来说就是卵巢从衰退到消失的一个过渡阶段。我们从前面的章节中已经或多或少了解到了一些更年期的常见症状，这一节我们来系统讲述一下更年期综合征的常见症状，大家可以与自己的症状进行对照，对症下药。

〔真实案例〕

　　常阿姨今年40岁，在老家是爷爷的邻居，常阿姨最近身体不太好，总是心悸心慌、头晕耳鸣、失眠多梦，爷爷听后，打电话建议常阿姨来这里看一看。常阿姨从老家坐了整整两天火车来找爷爷看病，爷爷告诉常阿姨这是更年期。看到常阿姨一脸的疑惑，爷爷开始耐心地给常阿姨讲起来。

　　由于一些原因，在农村地区的女性朋友们对更年期综合征不是很重视，这就导致了更年期来到的时候自己一点都不知道。这是很危险的。爷爷建议常阿姨回家慢慢调理，也安慰常阿姨不用着急担心，爷爷向常阿姨保证说：按照爷爷给常阿姨的食疗和其他按摩方法，只要常阿姨坚持调理，一个月之后就会看到效果。

🩺 ［典型表现］

1. 心脑血管症状：潮红潮热、头晕耳鸣、胸闷气短、血压不稳等；
2. 神经系统症状：情绪不稳定、抑郁烦躁、失眠多梦、敏感多疑等；
3. 生殖系统症状：月经紊乱、经量增加或减少、尿频尿急、性欲下降；
4. 其他症状：骨质疏松、腰酸背痛、体型改变、肥胖等。

🔍 ［影响成因］

出现更年期综合征症状的根本原因是卵巢衰退引起雌性激素分泌减少。雌性激素的下降导致神经紊乱、生理功能衰退，还会导致钙的吸收下降而引发骨质疏松症。雌性激素还对心脑血管有一定的保护作用，同时还参与体内脂肪、糖类的代谢。

同时再加上经济、教育、遗传以及个人性格等因素的综合作用引发了不同的更年期综合征症状。

⚛ ［调理方法］

这次我们谈谈定期检查身体的重要性。处于更年期的女性朋友们，很多时候会把更年期综合征的症状与其他疾病混淆，特别是症状比较复杂的情况下。如果不够谨慎，很容易把其他疾病误认为更年期的症状，因此而耽误治疗错过最佳治疗时机。因此，我们一定要定期检查身体，哪怕每次都只是更年期的小症状，检查一下也会令我们放心。

09 更年期的月经常会有什么变化

🧑‍⚕️ [大夫的话]

    我们都知道更年期到来的明显标志是月经的变化——月经紊乱、经期延长、经量增多或减少甚至出现绝经的现象。有一点我们需要了解的是绝经并不等于更年期，绝经期只是我们更年期的一个阶段，一般来说更年期是绝经期前后十年这段时间的总和。

📠 [真实案例]

    袁阿姨今年 47 岁，一年前月经开始不规律，也出现了腰酸背痛、四肢无力的症状。最近袁阿姨发现自己突然停经了，这可把袁阿姨吓得不行，于是袁阿姨又来找爷爷。

    经过检查，爷爷告诉袁阿姨这也属于更年期综合征的症状，并且袁阿姨已经开始进入绝经期，爷爷再三叮嘱袁阿姨这很正常，一定要保持好的心态，否则容易患绝经期抑郁症。三个月后，听爷爷说袁阿姨已经调整得不错了！

[典型表现]

随着更年期的到来，卵巢渐渐衰退，月经会出现各种各样的变化。一是月经周期间隔变长，从以前的一月一次变成两个月一次甚至半年一次，我们称这种现象为"稀发月经"；二是月经紊乱，经量增多或减少，有时候淋漓不断一个多月，持续时间过长也容易导致贫血等情况发生；三是突然停经，有的女性朋友前几个月月经一直很正常，这次却突然停止，以后的几个月也一直没有来，这种突然绝经而不是自然绝经的人数一般占不到两成。

[影响成因]

我们都知道月经是卵细胞成熟，子宫内膜脱落形成的，前面我们也提到过卵巢在女性进入更年期中起到重要的作用，卵巢的变化更是直接影响到我们月经的变化。卵巢衰退首先表现在卵泡没有发育完毕就自己萎缩，不排卵，最终表现为月经减少甚至绝经。

[调理方法]

更年期女性的月经往往是没有规律、不正常的，这极大地影响了不少女性的正常生活，还容易引起担忧。针对此，爷爷告诉大家，可以通过饮用红糖饮品来缓解这类问题。

红糖是没有经过提炼的粗糖，里面含有多种维生素和铁锌等微量元素。很多女性都会在月经来临前，喝上一杯红糖水，改善痛经等症状，这是因为红糖性温，有补气养血、活血化瘀的作用。对于更年期女性而言，平时可以将红糖与生姜一起，开水冲泡，也可以和红枣一起冲泡，对女性健康特别是经期有很大的好处。

10 为什么会出现潮热出汗症状

[大夫的话]

潮热出汗是更年期的常见症状，那到底什么是潮热呢？患者会感到颈部、面部时常有热感笼罩，就像三伏天的"蒸笼"一样，有时候会出现一块一块发红的皮肤，并且皮肤出汗以后蒸发，身体会感到一阵阵寒意。一般来说，潮红会伴随着潮热、出汗一起出现。

[真实案例]

最近50岁的栾阿姨身体不舒服，一天多次潮热出汗不说，身体也是时冷时热、全身酸痛，晚上身体的不适感更加严重，常常深夜一两点才能睡着。为此栾阿姨的情绪一直不稳定，总是无缘无故和家人吵架。栾阿姨在家人的催促下来到了爷爷这里，爷爷了解了她的基本情况后，全面检查了身体并无其他病症，告诉栾阿姨这其实是更年期综合征在作怪。

栾阿姨最典型的症状就是潮热，这种感觉出现时情绪也会变得不稳定。幸亏栾阿姨潮热症状不是很频繁，调理起来也比较容易。只要平时注意心情平稳，环境不要出现太大温差。栾阿姨了解了这些问题后，总算是放下了心，不再担忧自己是不是出了什么问题，心情放松，注意调理，很快就缓解了问题。

⚕ ［典型表现］

潮热出汗一般变现为身体出汗、发热、畏寒。

发生的频率每个人差别很大，有的人偶尔发生，有的人一天十几次，严重的甚至几分钟一次；时间上也不同，有的人潮热时间短促，只有几秒钟，有的却能持续十几分钟。一般来说，潮热出汗经常发生在穿衣服、晚上盖被等热量增加的情况下。

🔍 ［影响成因］

潮热出汗现象是由于更年期身体雌性激素分泌减少，作用于神经系统导致植物神经系统功能紊乱，血管舒张收缩变得不稳定导致的。当血管突然舒张的时候，血管内血液突然增多，血液流通速度加速而发生潮热。这种症状会随着时间的推移慢慢减退，最后自然消失。

⚛ ［调理方法］

潮热出汗发生时心情容易激动，一激动身体更加难受，因此我们要学会稳定情绪。当感到紧张、激动的时候，应该找个安静的地方，闭目养神，想象自己在一个凉爽的环境优美的景区，微风拂面；或者喝一杯凉开水，镇定情绪。总之，心静自然凉，内心的平静对缓解潮热出汗的症状有很大的作用。

11 更年期有药物
可治吗？

👨‍⚕️ ［大夫的话］

　　现代女性在社会中的地位不容小觑，一边忙着工作，一边忙着家庭，压力可谓越来越大。特别是进入更年期以后，不论工作还是家庭，都在慢慢缓下来。虽然慢慢调理身体对于更年期症状来说是最合适和最可靠的方法，但是这需要充足的时间和精力，这对于许多女性是一大难点。许多女性就提出有没有方便快捷的方法，比如说药物治疗呢？

📁 ［真实案例］

　　最近有位阿姨来找爷爷，一进门就问爷爷更年期需不需要用药。阿姨说："在网上查资料，专家说更年期是正常的生理过程，不用吃药，过几年就会好。"爷爷问："既然如此，你为什么还会产生这样的疑惑呢？"阿姨犹犹豫豫地说："最近我是实在受不了了，再这么下去太耽误工作和生活了，您有没有什么见效快的药推荐一下？"爷爷说："药倒是有，但是是药三分毒啊！除非更年期的症状严重到一种程度，最好还是不要服药。"

一般爷爷都会推荐大家通过食物调节，只有症状很严重的时候才推荐用药物治疗。并且药物中中药、西药要选择一样，不能混合服用。

🩺 [典型表现]

更年期综合征情况复杂，很多女性因为了解不足或者过于紧张，倾向于寻求药物帮助解决问题。

🔍 [影响成因]

近年来用药物缓解更年期症状的朋友越来越多了，因为更年期女性很多面临着更大的压力，对缓解更年期状况有着更加强烈的需求，再加上很多不实宣传，容易误导女性。现在更年期药物以雌激素为主。

⚛ [调理方法]

曾经风靡世界的激素替代疗法经过时间的验证证明它有严重的副作用，因此女性朋友一定要谨慎选择。现今并没有完全可靠的药物，如果贸然用药会增加患子宫内膜癌的概率。更年期是否服药，要根据自己的症状轻重来选择，在医生的指导下谨慎用药。

平时，很多人把目光放到了植物雌激素和中药上面，它们相比于激素替代疗法更加安全可靠。我们在第七小节已经介绍了植物雌激素这种调理方法，它的核心食物就是黄豆等富含异黄酮的豆类食物。这一小节我们来说一说哪些中药适合治疗更年期病症。

中药里，益母草、红花、千里光等也含有植物雌激素，另外当归、柴胡、枸杞子、菟丝子等也可以缓解更年期综合征，现代的方剂有妇宁康、静心口服液、更年安等。具体的用药还应该根据自身情况听从医生的建议。

12　更年期女性能饮茶及咖啡吗？

〔大夫的话〕

　　古语有云："茶苦而寒，能降火，火动百害，火降则上清矣，百病乃去。"这句话的意思是茶虽苦，但是能降火、清心、解毒祛百病。虽然祛百病太夸张，但是这足以说明茶还是有很多好处的。另外一种饮品——咖啡，在我国逐渐普及，我们都知道咖啡有提神、使神经兴奋的作用。茶和咖啡作为东西方的两种重要饮品，对更年期的女性来说可以饮用吗？

〔真实案例〕

　　39岁的吕阿姨从学生时代就养成了一天一杯咖啡的习惯，到现在工作了近二十年一直把咖啡当成日常生活中不可缺少的一部分。可最近自从吕阿姨被诊断为更年期综合征以来，晚上睡眠质量一直不好，为了第二天的工作效率，吕阿姨更是一天喝两杯浓咖啡提神。但是这却导致吕阿姨睡眠越来越差，脾气也开始变得越来越急躁。

　　爷爷听了吕阿姨的讲述后，第一句话就是建议吕阿姨戒掉咖啡。原来吕阿姨为了维持白天的精力一直喝咖啡，然后神经一直保持兴奋状态，到了晚上也不能放松下来，夜里因此睡不好，第二天又没有精神又靠咖啡维持，如此形成恶性循环。听了爷爷的话以后，吕阿姨也放弃了自己的习惯，改为睡前喝一杯牛奶，让睡眠质量更好。这样反而让她在白天更有精神了。

〔 典型表现 〕

过度饮用茶和咖啡，导致白天精神亢奋、夜晚失眠多梦，同时影响健康和精神。

〔 影响成因 〕

茶中含有茶多酚、咖啡碱、脂多糖等，这些成分可以抗氧化，延缓皮肤衰老，还有抑制动脉硬化和抗癌、防辐射、降血压的功效。咖啡中也含有咖啡碱，适量的咖啡可以使精神兴奋、促进胃液分泌，有助于消化。但是多饮用，这些成分也会导致精神过于亢奋，影响休息质量，情绪波动更大。

〔 调理方法 〕

饮茶和喝咖啡的频繁程度决定了它对更年期综合征是积极的影响还是消极的影响。适量饮用可以发挥其积极作用，如果过度饮用的话对身体的调养则一点儿好处都没有。

所以，虽然茶和咖啡有对身体有益的方面，但是进入更年期的女性需要格外注意。爷爷推荐可以适量饮一些清茶绿茶，可以清心败火、去除烦躁，缓解更年期潮热出汗的症状。但是饮茶不能太浓和太频繁，否则会适得其反。爷爷并不建议饮用咖啡，容易引起情绪激动、失眠多梦，加重潮热出汗的症状。

13 更年期女性能饮酒吗?

🩺 〔大夫的话〕

　　俗话说:"小酌怡情,大喝伤身",酒文化在中国可谓源远流长。更年期的女性,有时候碍于应酬不免会喝些酒,在酒场上很多女性更是巾帼不让须眉。那更年期可以饮酒吗?爷爷还是建议要掌握好一个"度"。

📋 〔真实案例〕

　　秦阿姨是公司对外工作的一把手,虽然现在44岁了,但公司很多事务都离不开她,出去应酬也是常有的事。秦阿姨知道自己要进入更年期了,但是公司的事情不能放任不管,饭局喝酒更是不好意思推辞,这让秦阿姨犹豫不决,不知道怎么办才好。

　　于是秦阿姨特意来找爷爷咨询更年期可不可以喝酒这个问题。爷爷耐心地告诉秦阿姨,如果秦阿姨按现在这个频率喝酒的话,身体肯定会受不了,恐怕更年期的症状会更加严重,还是建议秦阿姨少喝一点儿。

〔典型表现〕

对于种种原因不得不喝酒的女性来说，经常喝酒不仅对肝脏造成损害，而且还会使更年期的症状越来越严重，精神也逐渐变差。

〔影响成因〕

更年期中的女性如果过度饮酒，酒中的大量酒精会麻痹我们的神经系统，对心血管、消化系统和肝脏会产生极大的损害。但是有研究表明，适当喝一点啤酒可以预防更年期骨质疏松的发生，还可以降低心脏病、糖尿病的发病率。另外，适当饮酒可以让心情变得愉悦，有利于获得社交的满足，有利于心理的放松。

〔调理方法〕

爷爷建议更年期的女性可以适量饮酒，但每周最好不要超过三次，喝酒之前一定要吃点东西或喝一点儿粥垫一下肚子，否则会伤胃。

同时，爷爷建议女性在喝酒的时候，最好选择啤酒和红酒，白酒的刺激性太大，能不喝就不要喝。当然，对于从来都不喝酒的女性朋友，爷爷并不建议因为"适量饮酒有利于健康"而喝酒，这只会让身体的平衡被打破。

14 为什么更年期情绪波动 总是那么大

👨‍⚕️ 〔大夫的话〕

    情绪波动大已经是更年期综合征的一个典型症状了。我们都曾经感受过曾经温柔的妈妈不知道什么时候开始忽然变成了一个脾气火爆、一点就着的暴躁老妈，同时身为母亲的自己也不知道什么时候走上了这条路。很多情况下这种状况并不是"妈妈们"想要发生的，一切都是更年期惹的祸。

📋 〔真实案例〕

    姚阿姨最近总是无缘无故发脾气，有时候一件小事就能把她惹怒，一天的心情像过山车一样，上上下下好多次，乖巧的女儿也会被妈妈训哭。姚阿姨说："有时候我也不知道为什么情绪反差会这么大，就像被人牵制一样，想忍住不发脾气就是控制不住。"

    另一位王阿姨说："我心情一不好就赶紧自己躲到一间屋子里静一静，我也害怕自己不受控制的情绪伤害到家庭，但常常一躲就是大半天，哎！"

为什么更年期的情绪波动这么大，还不受控制呢？爷爷解释说，这是因为更年期女性在生理变化的同时，心理上也会受到影响，变得易怒暴躁。多与人交流、平心静气，能够缓解这些问题。

🩺 ［ 典型表现 ］

情绪波动大，容易发怒、激动，有时候抑郁、闷闷不乐，敏感多疑，严重的时候就像精神病发作，不受控制。

🔍 ［ 影响成因 ］

前面提到过由于雌激素减少导致神经系统受到影响，不能对自身情绪进行很好的调节。其实，除了生理方面的原因以外，我们自己的脾气性格、生活工作压力和生活习惯也会对情绪产生影响。如果自身脾气本来就不好，或者工作压力过大，生活不规律等，情绪也会很难控制。

⚛ ［ 调理方法 ］

爷爷告诉我们，情绪其实是可以控制的，前提是我们内心的潜意识必须相信我们可以控制好我们自己的情绪。平时在生活中多加疏导，听听轻音乐、和家人谈谈心、保证优质睡眠都是避免情绪波动大的方法。

另外，有些中药也可以缓解紧张焦虑的状况。洋甘菊可以缓解疲惫，让身心得到舒缓和放松；维生素 B 类可以维持神经系统的正常运转，例如维生素 B_1 可以保持大脑镇静；钙和镁一起也可以缓解焦虑紧张的情绪，因此还可以适量服用一些钙片或者含钙、含镁丰富的食物。

two

第 二 篇

更年期防什么：
更年期常见疾病大盘点

01 月事怎么不准了？更年期前夕的月经紊乱

 〔大夫的话〕

步入更年期的女性朋友常常会遇到月经紊乱的情况，这到底是怎么了呢？难道身体不中用了吗？其实，女性到了更年期即45岁左右，由于女性卵巢功能的衰退，排卵的能力不像年轻时那么强了，不能保持每月排卵，这样子宫内膜就不能够正常工作，从而引起生活不便并且导致生活质量下降。

更年期严重的月经紊乱情况容易导致子宫内膜癌的发病率风险增高，所以说，更年期的女性朋友们也要重视起来，学会关爱自己，调理身体或者及时就医，才能有幸福的生活。

〔真实案例〕

小静的母亲王女士今年49岁，从去年开始月经开始不稳定，有时很多时间很长，有时两三个月也不来。在情绪上王女士也变得很是无理取闹，为一点事情就急得面红耳赤，平时经常因为一点小事就大汗淋漓，还常常失眠、乏力。不仅如此。她还变得疑神疑鬼，经常怀疑丈夫有外遇。因为月经的紊乱使得王女士经常感到烦躁不安，又加上随着年龄的增大，身体状况每况愈下。她觉得自己的生活一团糟。

有一天晚上小静听到母亲喊救命，说自己患心脏病了，心跳得好快，她声称感觉快要窒息了，小敏立即带着母亲找爷爷咨询。结果，爷爷说这并不是心脏病，而是王女士因为月经紊乱导致的生理反应。

经过爷爷的耐心帮助，王女士的情况逐渐好转，能睡着觉，潮热、出汗症状减缓，也不容易发脾气了，心情恢复平稳。爷爷建议像王女士这样的中年妇女在遇到更年期月经紊乱时，应做好充分的认识准备，加强身体的调理和心理的疏导。

〔典型表现〕

痛经、经血少、颜色黑、时间不规律、闭经、停经、提前绝经等症状。

〔影响成因〕

月经的变化是女性步入更年期的重要表现。月经紊乱出现的原因首先是卵巢功能的衰退。更年期女性的卵巢往往不能保证每月排卵，甚至有的几个月不排卵。但是与此同时卵巢依旧会分泌雌激素，而不会分泌孕激素。孕激素的作用是"保护"子宫内膜、维持月经规律。所以激素的这种分泌紊乱的情况，容易导致月经不调。

〔调理方法〕

更年期女性月经不调经常会给女性带来生活上的困扰，所以需要及时调理。那么，更年期女性月经不调应该怎么调理好呢？爷爷给出了以下建议，希望中年妇女朋友们参考。

1. 植物性雌激素及维 E 含量较多的食物。富含维生素 E 的食物对卵巢的保养有很好的作用。豆浆就是很好的选择。长期坚持效果会更明显。更年期的女性最好不要吃油腻的，刺激性的食物。除此之外还要忌烟、酒。

2.补充植物雌激素。植物雌激素不仅可以使卵巢恢复活力，还可以调理身体内分泌。另外，应多吃含钙多的食物。

3.多吃含铁的食物。更年期女性由于月经的紊乱会导致贫血的发生。为了避免缺铁性贫血等疾病，应多吃海带、紫菜、黄豆、菠菜、大枣、木耳、香菇等含铁质丰富的食物，另外，动物肝脏、肉类也是很好的选择。

4.注意保暖，防止受寒。大多数女性都知道避免接触凉水，但有些人却自认为凭着自己年轻，就不在意这个。其实这对身体有很大的损伤，尤其到了更年期会有更显著的体现。所以应注意小腹保暖，即使不会痛经也应注意保暖。

02 莫名的体温升高，这是
潮热潮红

👤 〔大夫的话〕

　　潮热就像潮水一样定时发作，每天到一定时间就会体温升
高，所以称为"潮热"。大多数更年期女性都会碰到这种情况。
潮热发作时会从躯干传递到脸部。有时会心跳加快，感到烦躁。
发作的频率也因人而异。

　　潮热的情况一般在绝经前后比较严重。当你觉得烦躁不安、
紧张易怒，或者流汗不止时，千万不要恐慌。多了解一些相关
知识，努力保持身心愉快就能克服身体上的不适。

🗄 〔真实案例〕

　　48岁的周女士是一名人民教师，在当地的一所重点中学当英语老
师，她育有一子一女，生活非常幸福。但是近来她的身体出现潮热出
汗症状令她十分困扰。

　　周老师的身体一直很健康，但就在1年前，她开始出现月经失调
症状。有时身体发热、出汗增多，睡眠质量也不断地下降，醒来后常
伴有一身汗。近来这种一阵阵发热的症状已经严重影响了她的工作和

生活，平均每天发作 3 ～ 4 次，也不分时间场合，经常会在上课的时候发作，这让她非常难堪。本以为快要退休了，周老师想要坚持最后几年，圆满地离开岗位，但是突如其来的出汗和心悸令她不得不一次次停下板书，缓好久才能恢复状态。她不明白为什么更年期来得如此突然，她不想因为不可抗拒的身体原因离开她的学生和美丽的校园。无助的她吃补药、看妇科，甚至迷信算卦，各种方法用过了都无济于事。

多年的好友得知情况后帮她找到了爷爷。因为过重的心理负担是周老师走向崩溃边缘的罪魁祸首，所以爷爷的建议就是进行心理调节和食疗，改善周老师的潮热症状。没有通过任何药物，周老师按照爷爷的嘱托，每天按时锻炼，合理饮食，保持积极的心态。现在的她情况明显好转，依旧坚持教书育人。天天挂着笑容的周老师看不出任何更年期的迹象，这让她及家人感到异常欣慰。

〔典型表现〕

躯干和脸部发热；胸部、颈部、面部皮肤有弥散性或片状发红；易出汗，出汗后伴有畏寒感；心情烦躁不安，紧张易怒。

〔影响成因〕

潮红、潮热症状出现的原因到底是什么呢？这个问题困扰着许多中年妇女。这是因为妇女在更年期的体内雌激素水平下降或者分泌异常，这些身体的变化引起植物神经功能紊乱，血管舒缩功能出现障碍，严重者会出现出汗、心悸、眩晕等症状。这些症会持续 1 ～ 5 年不等，时长也因人而异，不过发作频率及强度会随着年龄增加慢慢降低。

〔调理方法〕

当出现潮红、潮热现象时，爷爷建议可以通过中药调理，饮食保健，穴位按摩等方式来缓解症状，最主要的是要保持乐观的心情，才能永葆青春，不要忘了，只有健康才能让你焕发亮丽光彩。

爷爷说潮热症状在多数更年期妇女身上持续两年，对此采用补充雌激素的办法可以改善症状。也不妨试试以下"自我保健"方法：

1.疼爱自己。潮热不仅是间接发作的，而且因人而异。在生活中应多注意自己的饮食、情绪变化等。不要只顾着家人，应疼爱自己。

2.选择合适的衣服。更年期妇女可以多穿几层衣服，尤其是在公共场合中，可以随时增减。应该多穿天然纤维织物，如棉、毛料类的衣物。

3.避免烟酒。酒精和尼古丁会对人的血压和精神产生刺激，所以更年期妇女更不宜饮酒、吸烟。

4.放松心情。勤锻炼身体，多与人交流，保持身心愉悦。

03 虚寒频发，更年期盗汗惹人烦

👩‍⚕️ ［大夫的话］

　　进入更年期的妇女经常感到"整夜难寐"的情况越来越严重，那么产生这种现象的原因是什么呢？其实罪魁祸首就是——盗汗。

　　盗汗就是在睡觉时不知不觉地出汗。有许多人认为更年期虚寒、盗汗是一种很正常的现象，其实不然。这种症状在更年期的时候虽然很常见，但是对身体有重要的不良影响。严重的盗汗会影响睡眠质量、进而影响身体健康。怎样应对更年期盗汗，我们还需要好好地了解一下。

📁 ［真实案例］

　　50岁的李阿姨是一名退休工人，家庭十分和睦美满。但是最近半年时间，她的心情一直不好，家人包括她自己对此都没有非常在意。这是因为，近几年李阿姨一直忙于儿子婚事，根本无暇顾及自己的身体，她认为选一个合适的儿媳妇比自己的身体重要多了。

　　但是近来她的情况却无法忽视了。李阿姨变得总是爱发脾气，根本无法预料她什么时候会突然发作。而且经常夜里汗流浃背，时冷时热，有时呼吸都困难，但是很快一切又恢复正常。去年 12 月份儿子的婚事顺利完成了，但是她失眠、烦躁的情况越来越严重，月经也紊乱了。

看着婆婆难受的样子，儿媳妇打算带婆婆去找爷爷寻求帮助。爷爷检查后说这些症状是严重的盗汗，但是也告知他们不用担心，这些是正常的更年期现象，只是如果不注意也会引起其他的并发症。后来经过中药调理、心理疏导，一年后，李阿姨这些症状全部消失了。她脸色红润、精神状态也非常好，脾气也变好了。现在的李阿姨马上要抱孙子了，精神状态极佳的她准备乐享晚年。

🩺 [典型表现]

盗汗一般可分为轻型、中型和重型三种。

轻型盗汗的症状一般是在凌晨或在醒觉前 1 ~ 2 小时出汗、身体发热，出汗量较少。

中型盗汗的症状则是入睡后不久就开始出汗，甚至可以湿透衣服。

重型盗汗就更加严重，入睡后不久或刚闭上眼即将入睡时就大量出汗。严重的能把被褥湿透，还会经常口干舌燥。

🔍 [影响成因]

更年期盗汗的原因与潮热相似，因为女性在中年时期体内雌性激素分泌水平下降，所以血管舒缩功能出现障碍。另外，中医认为盗汗也可能是因为气虚或阴虚，是由于血管扩张功能的减弱导致的。盗汗一般情况下都可以通过服用中药加心理疏导来治疗。

⚛ [调理方法]

针对更年期女性盗汗，爷爷强调这是女性更年期常见的一种症状，一定要摆正心态，及时调整自己，就会走出更年期的困扰。让我们来看看爷爷还有哪些方法吧：

1. 放松心情。要始终相信乐观的心态可以战胜任何疾病，尽量保持乐观的心情。

2. 服用中药。对于更年期盗汗的人群来说，通过中药调理身体，不仅效果显著而且不会对身体造成伤害，是女性们很好的选择。

3. 注意饮食。保持良好的饮食习惯，做到不挑食、不暴饮暴食。平时要多吃蔬菜、水果、粗粮、肉蛋奶等，少吃辛辣的东西。

4. 坚持锻炼。因为锻炼不仅可以强身健体，更可以促进全身的血液循环，放松身心。

5. 禁忌烟酒，因为烟酒非常伤害人的心肺功能，更不要说处于更年期的女性了。这会导致心血管疾病的产生。

04 失眠多梦入睡难，也是更年期常见疾病

 ［大夫的话］

　　更年期是几乎每个人都要经历的阶段，女性有着更明显的表现，如失眠多梦、盗汗潮热、烦躁易怒、记忆力减退等。其中失眠是一种困扰许多女性的病症，更年期女性经常难以入睡，或者是无法熟睡，早醒等。如果一个人反复失眠，那就容易形成恶性循环，对身体和精神产生伤害。

［真实案例］

　　来自济南的李女士今年 50 岁了，儿子已经结婚并在北京定居，心底的一块石头终于落地，她与丈夫退休后过着安稳的日子，每天看看报纸、逛逛公园。但是看似平静的中年生活却因为更年期的到来变得不平静了，最近，她常感到头晕，心悸，容易烦躁不安。有一天，她在洗澡时突然昏厥。这可急坏了李先生，他马上为太太安排了医院进行治疗。原来，李女士最近一直失眠多梦，睡眠质量每况愈下，这导致她精神变得很差，做什么事情都没有力气，这才会突然晕倒。一周后，李女士出院了，她第一时间想到的就是找爷爷咨询一下，看看怎么样才能治疗失眠。

　　爷爷了解了李女士的情况后，她发现李女士的失眠症状不仅源自

自身分泌系统的紊乱，更因为李女士的心理压力。在一次失眠后，失眠的心理暗示她的睡眠越来越差。因此，爷爷建议李女士多出去旅游、锻炼，只有放松下来才能保证睡眠，平稳度过更年期。

〔典型表现〕

晚上睡觉时有潮热的现象，频频出汗。躺在床上感觉脑中混乱，难以入睡。醒得早，一醒就睡不着。

〔影响成因〕

更年期妇女的失眠往往是生理功能紊乱即内分泌失调导致的。另外，心理因素、环境因素、疾病与药物等因素，也是导致失眠的原因。

1. 心理因素引起的失眠：在压力下，或者精神抑郁的情况下，会"越怕睡不着越睡不着"，导致恶性循环。

2. 环境因素引起的失眠：灯光太暗、喝易兴奋的饮品等。

3. 疾病与药物因素引起的失眠：服用兴奋药剂，或长期服用安定药也会导致失眠。

〔调理方法〕

对于更年期的失眠多梦现象，爷爷建议以心理调节为主，只有自己在心理上调整好，才能克服更年期的种种困难。

首先，要做好心理准备。应该认识到这不是大病，放松心情就一定能克服。其次，处理好各种关系，不要因为一点事与别人大动肝火，遇到事情一定要镇定。另外，要丰富生活，退休后的生活会让女性有一种失落感，应寻找一些业余爱好，丰富自己的生活，保持身心健康。最后是运动锻炼，体育活动可以增强体质，可以选择太极拳，练剑慢跑、散步等温和的运动。

05 偶有惊悸心跳加快，这是更年期心悸

👤 〔大夫的话〕

心悸通常对健康没有很大的危害，但是对于更年期女性来讲，却严重影响了她们的生活。因为许多女性对此不够了解，当觉得胸部突然紧起来的时候，会将心悸误以为成心脏病。那么，更年期心悸的表现到底是什么呢？

🔲 〔真实案例〕

今年 48 岁的赵女士最近很焦虑，因为她明显感觉到更年期已经步步向她逼近了，她已经开始月经紊乱了，偶尔也会出现盗汗、失眠的症状。前几天她突然感觉胸闷，心脏跳动加快，虽然只持续了几分钟，但这可吓坏了她。

以为自己得了心脏病的赵女士赶紧找到了爷爷，想要咨询一下心脏病的有关问题。结果，爷爷却告诉她不必担心，因为这是正常的更年期心悸症状，不是心脏病。只要注意调节，不会影响身体健康。回家之后，她开始采用食疗和运动的方法，三个月后，不仅心悸的症状减轻了，身体各方面都感觉好了起来。

[典型表现]

自觉心跳心慌，呼吸困难，胸闷，坐卧不安，脉搏不规则等。心悸发生时通常心跳加快，并往往感觉到心脏不适。更年期心悸往往会与失眠、健忘、眩晕、耳鸣等并存。

[影响成因]

心悸的症状因为与心脏病的症状有相似的地方，所以往往被误以为是心脏或者精神方面的问题。其实不然，更年期女性的心悸有多方面的原因。由于更年期易紧张焦虑，情绪波动较大，导致神经中枢在兴奋和抑制的转换中发生了问题，随之引发了心血管系统的紊乱，导致了体内的某些神经张力过高，就会引起心悸。另外，过度疲劳以及原有的疾病也对此有一定影响。

[调理方法]

针对更年期心悸，爷爷给出了一套比较全面的应对方案，包括食疗，运动，心态的调节等。注意遵循这些方案，更年期的女性就再也不用因为心悸的突袭感到手足无措了。

1.大豆含有一种特殊的荷尔蒙，有减缓心悸的作用，可以多吃豆制品。

2.山药、牛蒡、蜂王浆这些食材可以调节身体荷尔蒙，有利于缓解心悸症状。

3.戒烟酒，防止心脑血管疾病产生，少吃刺激性食物。

4.放松身心，做瑜伽、太极等运动。保持规律的作息，保持稳定的情绪。

06 心烦气躁，性情变化大，也是更年期问题

👨‍⚕️ [大夫的话]

　　女性进入更年期后，由于家庭环境和社会环境的变化，本身就敏感的情绪会使得生活中的烦扰转化为身体负担和精神负担，使得更年期综合征的症状加重。喜怒无常是更年期显著的特征，精神状态不稳定的情况也很多见。在这种情况发生时，女性应当如何处理这些问题，缓解这些症状呢？

🏥 [真实案例]

　　上个月，有张阿姨来找到爷爷咨询问题。张阿姨54岁，已经退休在家里安享晚年。但是总是觉得心烦意乱，感到莫名的恐惧。有时候还会心悸、耳鸣，每天早上起来就会感到十分疲倦。张阿姨的心情也总是很低落，经常觉得空落落的，很失落。每次想到自己的这些情况，张阿姨情绪又会异常激动，真的是很无助，所以她希望爷爷帮帮她。

　　爷爷听完她的话后，认为这明显是更年期的情绪失落、抑郁的症状，于是爷爷向她普及了一些保健方法。现在的张阿姨情绪已经逐渐稳定，并且十分感激爷爷对她的帮助。

🩺 [典型表现]

难控制情绪，情绪不稳定，十分易怒，焦躁不安。十分敏感，同时变得多疑，对外界的细微变化反应很大，经常伤感忧郁。

🔍 [影响成因]

女性进入更年期后，卵巢内分泌会发生变化。人体内分泌的变化与神经系统之间有着相互制约的关系。因此，当卵巢的内分泌系统发生变化时，神经系统也会受到影响。女性的卵巢的工作能力会随着年龄的增大而降低，从而雌激素、孕激素等激素也不断减少，身体的植物神经就会变得渐渐紊乱。这就出现了更年期情绪波动大、易烦躁不安的症状。

⚛ [调理方法]

更年期综合征令很多女性烦恼，尤其是难以控制的情绪加重了心理负担。其实这是一个正常的生理过程，大家不必惊慌失措。解决这烦躁不安的情绪需要的就是心理调整，爷爷给广大女性出了几个小点子，大家不妨试试吧！

首先，规划一个规律的饮食、饮食、工作的制度，做事井然有序。

其次，多参加文体活动，既培养乐观的情绪，又增强体质，分散更年期种种症状的注意力。

最后，多参加社交活动，多交朋友，及时倾诉，防止抑郁。

07 雌激素减少导致皮肤 干燥、瘙痒

🩺 〔大夫的话〕

更年期综合征有好多表现，很多中年女性感到皮肤瘙痒，千万不要误以为成这是得了某种皮肤病，皮肤瘙痒只是更年期综合征的其中一个表现，并不是什么疾病。更年期后，人的身体各项机能都会减弱，皮脂腺分泌功能也减弱，导致皮肤干燥，瘙痒难耐等。这时候，女性应该重视起来，补充雌激素，呵护皮肤。

⊞ 〔真实案例〕

50 岁的退休工人孙阿姨是一个十分注重养生的人，尤其是到了更年期之后，她似乎做好了一切心理准备来迎接更年期综合征的到来。她每天按时散步、跳舞，闲的时候养养花、看看报。虽然身体上确实出现一些不适，有时会突然出汗，心情也时好时坏，但是她都处理得很好，所以 50 岁的她看起来依旧那么年轻。但是最近皮肤瘙痒让她很难堪，夜里痒得睡不着，她似乎找不到什么好方法来应对。经常挠到皮肤出血，她打了几次卡介苗、吃了许多药，也不管用。

后来，爷爷给孙阿姨诊断之后，发现这是更年期出现的皮肤瘙痒，是属于正常的现象。爷爷建议她可以吃中药调理，多吃油性食物和高蛋白低脂肪的食物。孙阿姨听从了爷爷的意见，继续保持好的心态，很快就渡过了这一关。

〔典型表现〕

皮肤瘙痒剧烈，从头皮蔓延到全身。秋冬天，还会出现皮肤干燥等情况。

〔影响成因〕

更年期女性的激素水平随着年龄的增大而开始慢慢降低，皮脂腺分泌减少，导致皮肤变得非常干燥。除此之外，气候也是一个影响因素，北方秋冬季节很干燥，中年妇女的皮肤瘙痒症状会更加明显，皮肤会变薄，变松弛，失去弹性。

〔调理方法〕

女性到了中年皮肤开始干燥，易暴皮，皮脂腺机能减退。想要了解更年期女性皮肤瘙痒如何预防与治疗，就看看下面爷爷给的建议吧！

第一点，刚出现瘙痒症状时，可以加强体育锻炼，帮助身体血液循环。在干燥的季节可以减少洗澡的次数，从而减少皮肤干燥的程度。

第二点，多食用一些油性食品，多吃高蛋白低脂肪的食物，多吃水果蔬菜，补充身体维生素。

第三点，在发生皮肤瘙痒时，不要乱用皮炎平、无极膏等药膏。这类含有激素的药物可能刚开始效果非常显著，但长时间用可能引起皮肤表面异常，进而导致毛囊炎，色素沉淀等。

08 更年期津液不足，容易引发泌尿困难

👨‍⚕️ 〔大夫的话〕

　　更年期的女性身体各项机能都会减弱，津液不足导致的泌尿困难就是其中的表现。津液不足对人体的影响还是非常大的，严重者应该及时就医，不过在这之前，女性朋友还是应该多了解一些这方面的知识。

⊞ 〔真实案例〕

　　常阿姨今年 53 岁了，去年儿子完婚后把她和老伴从农村老家接到了城里与他们同住。刚到城里不久，常阿姨就开始觉得不适应，除了生活环境完全不一样，饮食、作息也完全不同。虽然食物购买很方便，但是她总觉得不如老家里自己种的吃着舒服。而且，最近她感到小便有困难，虽然每天喝至少 4 升水，但是还是经常面红耳赤，口干舌燥、浑身乏力。儿子心里着急，以为是城里的饭菜不合胃口，就跑回老家买了特产的小米、野菜、家养的鸡肉……结果，吃了一段时间还是没有好转。

　　全家人这才意识到应该咨询一下是不是母亲的身体出问题了，于

是就找到了爷爷。爷爷认真诊断后发现这是常阿姨津液不足的症状，于是就建议常阿姨应该少食多餐，多吃清淡的食物，比如蜂蜜、雪梨、葡萄、绿豆、苦瓜也应该多吃。另外，常阿姨应该多出去走走，尽快适应环境，多锻炼才能使症状缓解。经过一段时间的坚持，常阿姨的症状果然不药而愈了。

〔典型表现〕

口干舌燥，嘴唇干裂，皮肤干枯无泽，小便少而黄，大便干燥等。

〔影响成因〕

更年期女性津液不足的形成主要有两方面原因，一个是津液生成不足，另一个是丧失过多。另外，饮水过少、脏器虚弱衰竭也会导致津液不足。津液如果不能正常排泄，就会导致机体的病变，这就是泌尿困难的主要原因。

〔调理方法〕

更年期津液不足是很正常的事情，但是会使人感到不舒服，对此不能只依靠药物治疗，爷爷认为食补的效果更好也更健康，希望广大中年妇女也能够多食用这些健康的食品。

生活中，有很多食物可以缓解津液不足的症状，只要能够坚持吃一段时间就能看到效果。比如雪梨、绿豆、苦瓜、山楂、蜂蜜、银耳等，这些食物都有生津的功效，对女性的身体保健也有好处。米醋与蜂蜜搭配饭后喝效果也特别好。

09 阴道干涩，更年期多见

👨‍⚕️ [大夫的话]

　　更年期综合征里还有一种难以启齿的症状，就是阴道干涩症。这是指妇女阴道分泌物明显变少的一种妇科疾病，又称阴道干燥症。大部分患此症的都是中老年妇女，许多夫妻因为这个原因中年性生活质量显著下降，导致家庭不和谐。其实正确认识它后，就会发现这并没有那么可怕，所以我们应该摆正心态，用科学的手段加以治疗。

🗂 [真实案例]

　　人到中年后，似乎女性的黄金期就已经过了，容颜、肤色开始褪去，阴道干涩和其他的妇科炎症也袭来。来自辽宁的张女士今年49岁，今年年初，张女士发现自己已经3个月没有来月经了，经医院诊断，她是停经了。自从停经后，更年期的许多症状开始出现在她身上。尤其是阴道干涩令她很困扰，过去和丈夫的房事虽然很少，但是很和谐，最近阴道越来越干涩，每次房事都疼痛难忍。所以，丈夫不愿意再继续了，他提出两个人都需要适应一段时间。张女士听了丈夫的话心里非常害怕，她担心一向幸福的她会因为这个原因与丈夫疏远了。张女士很困惑，她认为自己还年轻，为什么这么早就出现了这种情况呢？

最后，张女士找到了爷爷，爷爷安慰了她一番并解释说，更年期来到的早晚因人而异，阴道干涩也是每个人都会遇到的。这时候，烦躁是没有用的，一定要疼爱自己，与丈夫好好交流。经过食疗和与丈夫的耐心交流后，张女士的情况确实有好转了，她与丈夫的性生活正在慢慢步入正轨。

［典型表现］

阴道黏膜随之萎缩、变薄，房事疼痛，性生活不和谐。

［影响成因］

女性绝经前后，卵巢功能会减退或者消失，体内的性激素会越来越低，造成子宫颈与阴道壁变薄变涩、弹性也变差，常常会出现阴道干涩。这也是更年期的重要标志之一。

［调理方法］

更年期是女性的卵巢从旺盛状态到小退状态的转折点。在绝经期左右，女性阴道干涩的出现会导致性生活不和谐，那么怎么解决这一难题呢，爷爷建议说夫妻生活是两个人的事，夫妻双方应该互相理解，互相照顾。另外，爷爷有几个建议帮助出现症状的女性。

首先，要保持乐观，愉快的情绪。不要觉得阴道干涩难以启齿，应及时与丈夫加强交流，保持轻松积极的心态。

其次，应该注意饮食营养。要选择维生素B丰富的食物，如粗粮、豆类、瘦肉、牛奶等。

再次，增强免疫力，增加蛋白质的摄入量。

最后，加强身体锻炼，如跳绳、跑步等。

10 更年期偶发的耳鸣目眩

👨‍⚕️ 〔大夫的话〕

　　耳鸣目眩是妇女更年期的常见病症，耳鸣时间长了听力减弱，就会有可能导致耳聋。中年女性朋友们，要注意掌握耳鸣的症状，做好预防耳鸣的工作。同时，患有耳鸣的女性朋友一定要谨记切勿病急乱投医，这样盲目治疗情况不仅不会好转，反而会导致听力严重下降或者引发其他的病症。

🔳 〔真实案例〕

　　51 岁的秦阿姨是社区的一名主任，有一天晚上保安发现她晕倒在办公室门口，就把她送到了医院。到底是什么病导致了秦阿姨的晕倒呢？原来近段时间来，秦阿姨经常感到头晕目眩，有时耳朵嗡嗡作响，严重影响了她的正常生活。加上最近她忙着给社区策划春晚节目，经常休息不好，导致了眩晕严重。

　　对此，爷爷给她出了一些建议。首先要注意休息，策划节目的事情交给年轻人去干，切勿通宵熬夜。其次，秦阿姨需要补一下身体，因为更年期期间身体各方面免疫力减弱。最后，秦阿姨应该补充含丰富维生素的食物，有利于神经组织的恢复。秦阿姨以及开始尝试这些方法，现在的她感觉状况好多了。当初主要是因为对更年期综合征了解不够才尝到了苦头，她建议女性同胞们一定好好休息，呵护自己。

🩺 ［典型表现］

觉得耳内鸣响，声音如蚊子叫或者如潮水般。同时，出现头晕目眩、头痛等症状。严重者听力减弱，甚至丧失听觉，影响正常生活。

🔍 ［影响成因］

更年期妇女发生耳鸣的原因有很多，主要是因为随着年龄增大，机体也开始衰老，中枢神经系统的衰退导致听力减退。另外，外伤、药物等也会引起耳鸣目眩，但这些不是主要原因。而中医的观点是"肾藏精，开窍于耳"，也就是说，中年妇女的耳鸣目眩主要是与肾脏、肝脏等有关。

⚛ ［调理方法］

耳鸣的发生不是必然的，也是可以延缓到来的。只要遵循着爷爷的这些建议，就可以最大限度地减少伤害。

1.注意饮食。花生仁、核桃仁都是很好的选择，可以帮助改善耳鸣的情况。

2.适当的口服维生素类药物。要注意口服维生素不应过度，容易养成依赖。

3.多运动，多锻炼，增强身体抗病能力。

11 腰酸背痛问题大，不能忽视

 ⚕ 〔大夫的话〕

　　腰酸背痛是更年期妇女骨质疏松的早期表现。人们常常认为更年期的症状都是精神上的变化。其实，膝盖疼、腰酸背痛都是更年期的症状。很多人单纯地认为这是身体不行了，也不知道是为什么。这就导致很多女性盲目服用补钙保健品。其实，女性在遇到这一问题时，应该到专业的医院就诊，咨询一下该怎么补，不要用错药或者补过头。

⊞ 〔真实案例〕

　　李阿姨今年 52 岁了，退休后原本幸福的晚年生活由于丈夫去年突发心脏病而彻底打破，她开始了照顾丈夫的缓慢旅程。李阿姨每天陪着丈夫做康复训练或者去医院治疗，李先生的身体越来越好了，但是李阿姨的身体却大不如前。她擦地的时候不敢弯腰，站起来就头晕目眩。但是她自己一个人默默地扛着，不想让外人看出她的身体不适，更不想让儿子担心自己的身体。

　　但是她还是没有瞒住，儿子带她去医院体检的时候，发现她严重缺钙，出现了骨质疏松的症状，应该及时补钙并配合治疗。这下李阿姨终于认识到自己身体的重要性了，也意识到之前错误的应对方式。本来进入更年期就是一个艰难的过渡时期，不应放过任何小病，即使只是腰酸背痛，应该早发现早治疗。

[典型表现]

腰腿酸痛，关节痛、脚跟疼、骨质疏松等。

[影响成因]

更年期的腰酸背痛大多是由于竖脊肌的持续紧张造成的。东方的女性体质特别容易缺钙，女性进入更年期之后，雌激素的水平会下降，身体对钙的吸收能力也降低，于是特别容易出现缺钙症状，比如脚跟疼、膝盖疼、腰酸背疼等。

[调理方法]

更年期女性经常会出现腰酸背疼的情况，特别是运动或者劳动多了后，当遇到这种情况时，千万别觉得是老了，这是更年期骨质疏松的早期表现，应引起我们的关注。下面来看看爷爷给的建议吧！

首先，要定期体检，早发现早治疗。

其次，趁早补钙，多喝牛奶、豆浆，多晒太阳。适当服用钙片也能帮助女性补充钙质。

另外，学做健身操，增强体质，也是预防骨质疏松的方式。

12 更年期隐藏的静脉曲张，
你发现了吗

👨‍⚕️ 〔大夫的话〕

　　大多数更年期女性对于静脉曲张的了解并不深。其实，人的身体很多部位都有可能出现静脉曲张，并不是只有四肢才会出现。如果女性朋友有静脉曲张的症状，一定要在饮食上多加注意，比如说多吃软化血管的食物，切莫病急乱投医。

📠 〔真实案例〕

　　卢阿姨是一名退休的幼儿教师，今年 54 岁。进入更年期的她终于在去年底盼来了孙子，平时经常与孩子接触的她对孙子也有自己独特的教育方式。在外人看来，她的生活真的是不能只用幸福来形容了，儿孙满堂，一家人其乐融融。但是卢阿姨有着自己的困扰。

　　她最近总是失眠多梦、有时会眩晕，最重要的是严重的腿部静脉曲张已经使她腿部的血管变形，皮下有突出的静脉管。一道道紫色的血管纹让她从来不敢穿裙子短裤，小腿肿胀也让她行走困难。她不明白为什么人还不大老就出现这种症状，于是来到爷爷这里咨询。

　　爷爷给她进行了仔细的检查后，发现卢阿姨确实是患了严重的静脉曲张。一方面是由于更年期所致，更重要的是卢阿姨习惯了久站，这让她的小腿血管长期处于受压状态，所以导致了肿胀等症状。爷爷建议像卢阿姨这种例子应该在服用一定药物同时，注意不能久站，要经常散步，配合食疗，症状就会得到缓解。

[典型表现]

静脉曲张的典型表现有很多，比如，皮肤下面出现紫颜色的甚至是突出的血管；血管弯曲变形；肿胀的血管会有刺痛感；腿部又肿又胀，行走困难；腿部变形等。

[影响成因]

静脉对人体的作用是不言而喻的，血液流经静脉的时候，有毒物质会代谢一部分。然而许多中年人患有静脉曲张，使得血管变形、血液循环受阻。由于中老年身体各器官都开始老化，体内各瓣膜的功能也随之老化，更容易引发静脉曲张。

[调理方法]

针对静脉曲张，该用什么药物来活血化瘀、软化血管呢？要知道，许多传统的药物是不能够修复受损的血管的，也不能修复瓣膜。服用药物毕竟不是长久之计，那爷爷是怎样建议的呢？

要经常运动，促进血液的循环，尤其是腿部的血管，增强腿部力量。

不能穿很紧身的衣服，这样会阻碍血管的疏通。

静坐时，不要把双腿交叉起来。

经常按摩腿部，可以帮助缓解静脉曲张的情况。

多吃富含维生素和纤维素的食物。

13 更年期为何多发
牙周病

🧑‍⚕️ 〔 大夫的话 〕

　　牙周病是更年期非常常见的一种疾病，牙齿的好坏决定着进食情况的好坏。由于牙周病的困扰，许多更年期的中年人出现了牙齿过早松动、脱落等情况。这种慢性疾病的早期症状不明显，大多数人会以为是普通的牙病，因而对此置之不理。正是因为大多数人就医太晚，错过了最好的治疗、保健时间。有一副好牙齿是一个好身体的前提和基础，这句话一点都不夸张，所以更年期的女性朋友，千万不要等到难以治愈的地步才后悔啊！

🗂 〔 真实案例 〕

　　53 岁的张阿姨在前年查出患了乳腺癌。化疗了一周年之后，乳腺问题基本解决了，但是头发却因为化疗的原因，已经掉得几乎没有了。她每次从医院回家，都恨不得把自己严实地包裹起来，不想让别人认出自己的模样。更令她苦恼的是，牙周病使她的牙齿开始松动，在一年时间内已经脱落了 5 颗牙齿。她不曾想过，化疗会夺走她最爱的头发和牙齿，从此她便陷入郁郁寡欢之中。

张阿姨的女儿得知母亲的烦恼之后，找到爷爷帮她做疏导。爷爷与张阿姨经常交流，爷爷告诉她，头发会长出的，只要注意保持口腔清洁、注意牙齿健康，牙周病的情况也会减轻，现在关键是乐观起来才能战胜病魔。听了爷爷的话，张阿姨受益匪浅，现在的她，正在做康复治疗，牙周病也得到了很好的控制。

［典型表现］

牙床红肿，疼痛，牙齿过早松动、脱落。

［影响成因］

更年期牙周炎的发病率是很高的，引起牙周炎的原因有很多，局部的不良刺激是主要原因，其中，牙垢和牙石是最常见的局部不良刺激。牙垢是由食物残渣、唾液里的物质以及脱落下的口腔细胞综合起来形成的，里面有数不清的细菌滋生，容易引起牙周病。同时，在更年期由于身体抵抗力减弱，牙齿也开始松动。

［调理方法］

能有一副健康的牙齿，是许多更年期的女性朋友梦寐以求的事情，这也是身体健康的保证。那么，该怎么防治牙周病呢？爷爷的建议就是养成好的习惯，这是保护牙齿的基础。

首先，要养成早晚刷牙的好习惯。购买合格的牙刷，选用软毛的牙刷最好运用正确的刷牙方法。此外，饭后要漱口。

其次，改变不良的口腔习惯。如只用一侧咀嚼食物，进食过快，用火柴棒或者缝衣针剔牙，咬坚硬的东西等。

最后，每日早晚空口咬合牙齿数 10 次，长期坚持。

14 老花眼，是更年期到来的一个征兆

👩‍⚕️ [大夫的话]

　　有些人年轻时视力很好，人到中年却带上了眼镜，这就是老花眼的症状。更年期出现老花眼的现象非常常见，而老花眼出现的年龄因人而异，一般是 40 ～ 45 岁开始出现。老花眼出现并不说明你过分衰老了，只是随着年龄增大，眼部的一些生理机能也都发生了改变。这是一种正常的生理现象，不是病理状态。所以中年女性应该具备一定的知识，正确看待、应对老花眼的到来。

📁 [真实案例]

　　去年六月，爷爷的诊室来了一个姓王的阿姨，她主要是来向爷爷咨询老花眼的问题。48 岁的她与丈夫都出现了老花眼的问题，看近处看不清，眼睛有时会酸痛、干涩。现在阅读都成了很大的问题。她哭诉道，自己年轻时眼睛视力非常好，从来不知道戴眼镜是什么感觉。可是现在天天戴着老花眼镜，感觉摘也摘不下来了，擦地、做饭、洗衣、缝衣服都离不开老花眼镜。她不明白为什么自己才四十几岁就患了严

重的老花眼，这使她很苦恼。

爷爷听了王阿姨的事情后，感触很深。不只是王阿姨，许多中年妇女面对老花眼，烦闷的情绪总是很多。为此，爷爷奉劝各位女性朋友，要用正确方法缓解眼疲劳，用正确的心态接受这一事实，才是缓解更年期症状的正确做法。

🩺 ［典型表现］

眼睛酸疼、肿胀，眼疲劳、见光流泪；头痛、头晕；心情也随之烦躁不安。

🔍 ［影响成因］

更年期的妇女在 45 ~ 55 岁时，眼球的晶状体开始变得越来越硬、越来越厚，就连眼部肌肉的调节能力也不如过去了，导致眼球变焦、聚焦的能力降低。这让人在看近处物体时，影像无法在视网膜聚焦。这就是为什么看不清的原因，换句话说，这就是老花眼的原因。

⚛ ［调理方法］

更年期老花眼非常常见，但是更年期女性朋友们大多数都不以为意，或者随便配副眼镜来暂时解除困扰。实际上，爷爷这边给出了很多改善老花眼的眼部保健法，大家不妨试一下吧！

1.冷水洗眼法。每天早上用冷水洗脸，将双眼泡到水中几分钟，然后擦洗眼部周围，双手轻轻按摩眼部周围。

2.经常眨眼法。除了用双手轻轻按摩眼睑处，增进眼球的滋润程度，在平时还可以利用闲暇时间经常眨眼。

3.热敷眼部法。每天晚上睡觉前，用 40 ~ 50 度的热毛巾敷眼周围，再敷额头和太阳穴，闭眼热敷大约 2 分钟。

15 手脚冰冷，全因更年期气血不足

[大夫的话]

一到冬天，许多人会有手脚冰冷的毛病，尤其是更年期的妇女症状尤其明显。这是因为更年期妇女的内分泌紊乱导致肠胃功能减弱，肠胃功能的减弱使得身体吸收铁质的能力降低，发生血亏，从而出现对冷热敏感、手脚冰冷的现象。总而言之，手脚冰冷作为更年期女性的常见症状，需要引起格外的关注。

[真实案例]

侯阿姨是事业上的女强人，当初为了事业选择了晚婚，35 岁结婚，37 岁生子，这些在我们看来都是异于常人的。37 岁生子是属于高龄产妇了，侯阿姨不仅当时生产很困难，也落下了很多毛病。尤其是更年期马上到来的她，明显感到气血不足，还经常面红耳赤，但是手脚却很冰冷。她吃了很多补气血的药，但是发现大多数药一点效果都没有。

在她无计可施的时候，朋友帮她联系到了爷爷，爷爷给她介绍了一些补身汤的做法和疏通血管的健身操，告诉她改善这些除了食用补

气血的食物外，运动也是非常重要的。同时，爷爷还耐心地安慰她，让侯阿姨有一个良好的心理状态。现在的侯阿姨情况正在慢慢地好转。

[典型表现]

面庞发红，像在发高烧，而手脚冰凉。

[影响成因]

手脚冰冷的主要原因是气血不足。更年期女性的新陈代谢缓慢，使得血液的回流能力降低。这就让四肢尤其是手部、脚部的血液流通不畅，最终导致了手脚冰冷。气血是人体生命的动力和源泉，血有濡养滋润的作用。如果气血不畅，人体就会出现体寒的症状。

[调理方法]

更年期手脚冰冷、气血不足怎么办呢？补药是不能从根本上解决问题的。爷爷的建议是在平时多注意生活习惯就能缓解症状。

首先，要注意保暖，尤其是春初、秋末以及冬天，增减衣服一定要适度，以保温为要。

其次，多泡温水澡，既起到保暖作用，又可以促血液循环。

再次，可以练习瑜伽，可以疏通筋骨、促进血液循环，更可以陶冶情操。

最后，多锻炼也能够帮助身体的血液循环，比如散步、快走。

16 更年期多发记忆力减退

⚕ 〔大夫的话〕

什么是记忆力呢？记忆是对以前的事物或者经验的重现，而在更年期，记忆力减退似乎成了一种正常现象，简单地说就是大脑的思考能力出现了障碍。没有人的记忆力能在中老年时期还像年轻人一样反应灵敏，"过目即忘"的问题困扰着很多人。不过我们千万不要灰心丧气，有困难必定有解决困难的途径，记忆减退也有着对应的方法解决。

▣ 〔真实案例〕

王老师今年 48 岁，现在依然在一线教书育人。她当了 20 年班主任，每年都会被评为优秀教师，学生们爱戴她，同事们也尊敬她，而她给人的感觉永远是那么热情、有活力。她总是说，作为老师，更应该热爱自己的工作，不浪费宝贵的生命。

但是从去年年底，王老师的记忆力出现了问题。作为老师，记忆力减退是致命的，她不仅时常忘记学生的名字，甚至自己本专业的许多知识也开始记不清楚。她形容自己还不如 80 岁的老人，但是这种情况说是老年痴呆也算不上。

经过爷爷的确诊之后，发现是王老师是更年期记忆力减退的现象。她建议王老师多休息，合理用脑，才能慢慢恢复。经过一段时间的休息和合理的调节，王老师的这一情况总算是得到了解决。

〔典型表现〕

做过的事情或者见过的事情难以长久记忆，工作学习时注意力不集中。

〔影响成因〕

更年期记忆力减退也称为"健忘症"，医学上称为"暂时性记忆障碍"。这种情况的发病原因是多样的，年龄就是影响发病的最重要的一个原因。年龄大的人脑细胞活力不足，所以中老年人一旦上了40岁，就特别容易患健忘症。另外，过度吸烟、饮酒、缺乏维生素，或者持续的压力和紧张也会加重更年期记忆力减退的症状。

〔调理方法〕

记忆不好，是更年期的正常现象。有许多人认为是年老了，智力下降了。其实，这样的理解是片面的。大脑并不能永葆青春，但是只要每天给它一些营养，记忆力就会得到改善。现在就让我们来看看都有什么"营养"吧！

首先，要保证足够的睡眠，可以让记忆力衰退变慢。

其次，保持心情愉快，多与别人交流，热爱生活、善于发现生活中的美。

再次，为大脑补充营养。像是芝麻糊、红枣、大核桃、香蕉、苹果、花生等，都有一定的补脑效果。

最后，勤锻炼，增强体质。

17 调理不足，更年期易出现心血管疾病

👨‍⚕️ 〔大夫的话〕

心脑血管疾病是心脏血管和脑血管疾病的统称，也被许多人成为"三高症"。心脑血管病症在现在严重威胁着人类的生命健康，尤其对于更年期的中年人来说，随着身体各项机能的降低，心脑血管疾病的发病率大大增加。对此，正处于更年期的女性朋友们务必要重视起来，用正确的方法来应对这个"头号杀手"。

🗒️ 〔真实案例〕

49岁的刘女士是一位部门经理，年轻时候的她忙于事业，一直处在快节奏的生活之中。人到中年，刘女士开始常常头晕眼花、头昏头胀，经常口干舌燥，结果她去医院查出了高血压。开始她也没有放在心上，认为这就是普通的小病。直到后来有一次，在开车去超市的路上，刘女士感到十分头晕头痛，差点因没有握稳方向盘酿出车祸。这才让刘女士重视起了这个问题。

当她来找爷爷时，爷爷发现刘女士有高血压的家族病史，她的母亲以及三个兄弟姐妹都有高血压的病症。这种情况应该尤其注意，因

为患病的几率非常高。另外，高血压是不能等的病，应及时治疗并配合一定的日常食疗保健才能保持身体健康。刘女士听了后，非常后悔自己没有把身体当回事，她决定正视自己的病情，及时治疗就诊。

 〔 典型表现 〕

出现"三高"，即高血压、高血脂、高血糖；患有冠心病、中风、动脉硬化等。

〔 影响成因 〕

1. 高血压使得动脉血管壁开始变厚、变硬，管腔因此变得更加细。

2. 过量饮酒、摄入过多的动物脂肪、缺少运动、空气质量变差等原因导致了血液黏稠。血液黏稠会造成心脑供血不足，引发心脑血管疾病。

3. 吸烟。烟碱会导致血液黏滞。

〔 调理方法 〕

心脑血管疾病是威胁健康的第一杀手。随着我国居民生活质量的改善，大家对于饮食的选择面越来越广，尤其是去饭店吃大鱼大肉成了习以为常的事情。对此，爷爷特别强调，饮食应该注意，尤其是对于有心脑血管疾病的中年人来说。

首先，增加纤维膳食来降低血清胆固醇的浓度，比如多吃粗粮、杂粮、米糠、豆类、蔬菜、水果等。另外，洋葱、大蒜、芹菜、香菇等也有降脂的作用。

其次，多吃鱼和鱼油。鱼油有调节血脂的功能，是预防动脉硬化的不可多得的食品。

再次，适当地补充足够的豆制品。多吃豆腐、豆芽、豆油、豆制品有利于补充磷脂，预防心脑血管疾病。

最后，还应该尽量少吃那些脂肪较多的食物。

18 骤然肥胖要注意，很可能是更年期肥胖

👨‍⚕️ ［大夫的话］

女性更年期多在 45 ～ 55 岁绝经期前后，是中年向老年过渡的时期，也是人最容易发胖的时期。更年期妇女的生活应该说越来越稳定，因为生活水平已经足够高了，相应的劳动量也开始减少、休息时间增多。种种原因，都会导致更年期肥胖。可是，爱美的女性怎么能忍受自己突然变胖呢？这时候一定要采取正确的应对方法。

🗃️ ［真实案例］

47 岁的张女士找爷爷看病时，被爷爷批评了一顿，到底发生了什么呢？原来，在张女士进行常规的妇科病检查时，她无意中提到自己在吃减肥药。爷爷问其原因，她说自己这两年突然胖了特别多，节食减肥、运动减肥都试过但是没有用。所以无奈之下，她就听信了广告中的一些减肥药的疗效。

爷爷问她在减肥过程中有没有检查过血脂，这时张女士明显底气不足了。她回答道应该没事的。结果，最后爷爷带她检查了血脂，发

现张女士出现了高血脂、脂肪肝的情况，这可吓坏了张女士。爷爷跟她说，她的发胖正是因为更年期的特殊变化导致的，最后还引发了高血脂等症状。张女士不应该为了减肥不顾全身体健康，减肥药不光没有效果，更是会耽误了高血脂的治疗，这也给广大女性朋友提了一个醒。

[典型表现]

身形虚胖、行动缓慢，肥胖症又会使许多中年妇女的运动器官产生障碍，出现腰酸背疼、高血压、高血脂等，进而诱发心脑血管疾病。

[影响成因]

发胖是更年期综合征的表现特征之一。营养过剩、饮食不合理、运动过少会导致人身体发胖，但是更年期妇女发胖的原因往往不是这些。身体代谢水平降低、雌激素水平明显降低，使得多余的脂肪难以排出体外，会造成脂肪堆积。脂肪堆积多了就会造成了所谓的"肥胖"。

[调理方法]

女人都是爱美的，但是许多处于更年期的女性正面临着肥胖的困扰。应该正确认识肥胖产生的原因，既不要过分紧张，也不要仅仅只是觉得这是"发福"。女性应该多学习一些更年期保健知识，注意劳逸结合的生活规律，才能平稳顺利地度过更年期。

第一点，合理饮食，既不偏食，也不要暴饮暴食，懂得荤素搭配，吃七分饱即可。

第二点，进行适当的体育活动，锻炼身体。跑步、打球、游泳、健身操都是很好的运动。

第三点，平稳自己的情绪，克服容易产生的消极、抑郁、急躁、易怒等负面情绪。

第 三 篇

three

更年期治什么：
更年期常见疾病保养方法

潮热、潮红：

鱼头豆腐，补充雌激素

【食材】

洗净花鲢鱼头一个，豆腐一块，绍兴黄酒40毫升，菜心适量，蒸熟的火腿大约20克，鸡油、猪油若干，调料若干。

【做法】

1.将花鲢鱼宰杀洗净，斩断鱼头并且连带一段鱼肉，再用水洗净，在靠近头部的肉厚处深切一刀，并在腮旁鱼肉上切一刀，放入沸水中汆烫，立即出锅。

2.在与鱼头连接的鱼肉部分涂上郫县豆瓣酱，并在上面涂抹酱油。

3.将豆腐切成两厘米见方的滚刀块，入沸水汆烫后立即出锅，去除豆腥味。

4.菜心洗净，去掉外面的菜叶，保留里面的嫩叶。

5.将炒锅放到热火上，等锅烧热下油，待油温七成热时，将鱼头下锅煎黄，出锅后静置，向锅中倒入黄酒，放酱油和白糖烧制，此时放入鱼头，加水直至没过鱼头，放入切好的豆腐块儿和菜心，加少许姜末，一同烧制。

6.烧沸后将鱼头豆腐倒进砂锅，开小火，炖15分钟后开中火，再炖2分钟为佳。

7.出锅前，加入食盐和少许鸡精，淋上热猪油口味更佳。

【大夫说功效】

豆腐有更年期的"保护神"之称，能够有效地预防骨质疏松。同时，豆腐还有很强的健脑功效，其中所含有的大豆蛋白能够降低人体内的胆固醇、甘油三酯和低密度脂蛋白，有预防小脑萎缩等心脑血管疾病和结肠癌的作用。而在豆腐的原料大豆中，含有大量的大豆异黄酮，对调整女性乳腺对雌激素的反应有很大的效果和作用。有研究显示，在常食用大豆的日本，日本妇女尿中所含的异黄酮为美国妇女的 100~1000 倍，由此可见，豆腐对于更年期妇女是十分重要的食材。

冰糖燕窝，滋阴补虚好方法

【食材】

燕窝 250 克（以水发燕窝为宜），樱桃 25 克，冰糖 250 克，其他调料若干。

【做法】

1.将干燕窝放在冷水中浸泡，3 小时后将已经发开得燕窝去毛，除去杂质后将燕窝放入沸水中浸泡。

2.稍作浸泡后将燕窝再放入冷水中泡 4 个小时，4 个小时后放入沸水汆烫，从锅中捞出后用温水冲泡，澄出原汁，再次用温水冲泡后澄去原汁即成。

3.在锅中放入清水 500 克，放入冰糖，开小火，直至糖完全融化于水中，用纱布滤去糖汁中的杂质。

4.取过滤后的干净糖汁 150 克倒入盛有燕窝的容器内，澄出糖汁，再将刚刚澄出的干净糖汁倒入盛有燕窝的容器。

5.上蒸锅，开旺火，蒸制 5 分钟后取出，撒上切好的樱桃片即可。

【大夫说功效】

更年期的妇女雌激素分泌减少，需要滋阴补血。燕窝性平，不寒不燥，又能滋阴补虚，是历代医方药书中所推举的滋阴良品，长期食用可以调理更年期状态，减缓失眠、焦虑、恶心等更年期现象，并且还有改善皮肤质量等功效。与冰糖共同食用更能加强此种疗效，效果更佳。不过有糖尿病的女性朋友切莫食用，以防止血糖升高。

红枣蒸鸭胸，补血调气

【食材】

洗净鸭胸肉2千克（此处应使用鲜鸭胸肉），红枣50克（可适量增加），桂圆莲子各25克，菜心若干，其他调料适量。

【做法】

1.先将鲜鸭胸肉洗净，放在一旁待用，将红枣桂圆去核洗净，莲子去皮放入锅中煮熟，葱姜切段切片备用。

2.将炒锅放到火上，加入水，并将鸭胸肉、红枣以及一并配料放入锅中，并加入料酒适量，食盐、味精和白糖适量，并放入胡椒粉调和味道。

3.等锅中汤烧沸时，开小火炖熟，炖熟后将鸭肉捞出，放入砂锅内，放在一旁待用。

4.此时用纱布将锅中原汤过滤干净，一并倒入砂锅，上蒸锅蒸至酥烂。

5.将菜心放入高汤内，放入盐、味精，烧至入味，待鸭肉蒸制完成后放在鸭肉四周即可。

【大夫说功效】

红枣虽小，但是凭借着自身丰富的营养价值，一直以来都被列为养生健身的最佳水果，超过了其他水果。红枣，味道甘甜，性情温和，有补气、养血、生津止渴的功效。更年期的女性朋友时常伴有身体虚弱、神经衰弱、脾胃不适和消化不良等症状，这些都是可以依靠多食红枣得到缓解。而红枣中所含有的大量铁元素和钙元素，对于更年期妇女常常出现的骨质疏松等症状有着很重要的作用。

盗汗：

蛤蜊汤，调节体内津液

【食材】

洗净蛤蜊吐净泥沙约200克，豆腐一块，葱段少许，姜两片，盐3克，高汤适量，米酒一小勺。

【做法】

首先将蛤蜊浸泡在淡盐水中一夜，使其充分吐尽泥沙。然后将蛤蜊清洗干净后待用。在汤锅中加入适量高汤（如果没有高汤也可以用清水代替），大火煮开后加入蛤蜊和葱段，姜片，加入米酒。大火烧开后转小火，加入新鲜豆腐块，看到蛤蜊张开时关火取出食用。注意要最后加入豆腐和蛤蜊，才能使豆腐和蛤蜊口感鲜嫩可口。

同时也可以在蛤蜊汤中加入金针菇、冬瓜等多种不同食材，也能产生良好的食疗效果。

【大夫说功效】

蛤蜊肉中富含丰富的营养物质，糖类、蛋白质、脂肪、维生素的含量均十分丰富。同时蛤壳可以达到良好的补钙效果，不仅适合儿童及孕妇，同时也十分适合正值更年期的中年妇女。

蛤蜊的钙质含量，在海鲜中属于非常高的一类。虽然并不能跟奶制品相提并论，但也算是不错的补钙来源。

蛤蜊的维生素含量也很丰富。这些维生素与血液代谢等生理现象息息相关，假如缺乏这些微量元素，可能出现恶性贫血，容易为更年期女性带来许多不必要的困扰。同时蛤蜊里的牛磺酸，还可以帮助胆汁合成，有助于胆固醇代谢，能有效地抗痉挛，并且产生明显的抑制焦虑作用。

蛤蜊汤中的豆腐、冬瓜、金针菇等辅助食材同样对于更年期身体和情绪的恢复有着重要的作用。豆腐可以有效地为人体补充大豆蛋白，同时免除胆固醇过高的威胁。金针菇作为一种菌类，具有丰富的营养，有高蛋白、低脂肪、低热量的特点，可以十分明显地增强人体的细胞活性，加快体内新陈代谢的速度，同时也更有利于蛤蜊中营养成分的吸收和利用。

乌鸡煮糯米，提高生理机能

【食材】

乌骨鸡一只，糯米约200克，葱段姜片适量，盐适量，鸡精少许，料酒一汤匙。

【做法】

1. 将糯米洗净，淘洗干净后将糯米用冷水浸泡3个小时后捞出，沥干水分待用。

2. 然后将乌骨鸡冲洗干净，准备一锅开水，待水烧开时将整鸡放入锅内汆烫片刻之后捞出放凉待用。

3. 重新在锅子中加入冷水、乌鸡、葱段、姜片和料酒，大火煮沸之后改用文火炖煮，直到汤汁浓白，鸡肉酥烂。

4. 此时将炖煮好的乌鸡捞出，细心地拣去葱姜，将鸡汤沥清后加入泡好的糯米，大火煮开后转小火，直到糯米软烂。

5. 将放至温热的乌鸡肉拆下撕碎，均匀地加入糯米粥内，加入适量盐和鸡精调味即可食用。

【大夫说功效】

乌骨鸡就是我们俗称的乌鸡，具有清热健脾、滋阴益肾、补肝止泻的作用。经常食用乌鸡，可以明显地延缓衰老，对于预防骨质疏松以及调理妇女缺铁性贫血等症状都有显著疗效。长期食用乌鸡，可以有效地缓解身体疲劳。同时乌骨鸡入血调经，专治更年期妇女因为过度劳累而导致的所致的腰膝酸软、月经不调等妇科疾病，还可以美容养颜、调节更年期女性的皮肤状态、补充人体所需的胶原蛋白。

糯米是良好的滋补佳品，具有补气血、健脾暖胃以及止汗等重要作用，可以有效地缓解女性脾胃虚寒的症状。因此，糯米十分适合更年期妇女因为脾胃虚寒而导致的反胃、食欲不振和气虚导致的汗虚等一系列症状。同时糯米还具有明显的缓解尿频的作用，这是因为糯米可以产生收涩作用，对尿频、自汗有较好的食疗效果。因此更年期妇女可以根据自身情况选择食用糯米与乌鸡，均能达到不同程度的好转。

银耳炖牛肉，益气清肠

【食材】

银耳 20 克，牛腩 250 克，料酒一汤匙，盐、鸡精少许，生抽两汤匙，葱段、姜片、白胡椒粉适量。

【做法】

1. 首先将银耳用适量温水泡发后清洗干净待用。

2. 牛腩改刀切成小块，加入适量葱姜以及白胡椒粉稍稍腌制 20 分钟后待用。

3. 将牛肉下入开水中略汆一下断生后捞出沥水。

4. 取一口新的锅子，下入牛腩，加入葱段姜片、料酒、生抽等调味料大火煮开，然后小火慢炖，加入银耳，炖煮到汤汁收浓，银耳呈现胶质状态时即可食用。

【大夫说功效】

银耳可以有效地提高肝脏的解毒能力，具有十分明显的保肝效果。更年期妇女处于中年向老年的过渡阶段，十分容易产生慢性支气管炎以及肺原性心脏病等疾病，银耳对这些病症具有一定疗效；同时银耳也含有丰富的维生素 D，能有效地促进人体对于钙的吸收。而且，也因为银耳因富含各种微量元素，因此可以增强人体抗肿瘤的免疫力。银耳中还有极为丰富的胶质，同时还具有滋阴的作用，更年期妇女长期服用可以有效地减弱面部色斑和色素沉积，并且达到护肤的效果。另外，长期食用银耳还可以增强免疫力，提高人体对于各种疾病的抵抗力，甚至具有帮助骨髓造血干细胞造血的功能。

　　所以常吃银耳对于中老年妇女来说是有百利而无一害。银耳搭配牛腩食用，更成为一道营养均衡的家庭炖品。牛腩的瘦肉成为这道菜的主要蛋白质来源。而在烹饪这道炖品的时候可以加入少量红枣，牛腩与红枣都具有健脾益气、滋阴润肺以及生津养胃的功效，同时还可以有效地改善压食、消化不良等症状。

失眠:

草莓奶昔，宁神益气

【食材】

新鲜草莓 200 克，食盐一小勺，淡炼乳 15 克，鲜牛奶一袋约 350 克。

【做法】

1.首先将新鲜草莓用淡盐水浸泡大约 20 分钟后取出，冲洗干净后摘掉草莓蒂，然后沥干待用。

2.将已经处理好的草莓放入料理机中，加入适量的淡炼乳和新鲜牛奶，一起打碎后倒入杯子里。

3.再加入一些草莓果肉点缀，即可饮用。

4.也可以在草莓奶昔中加入一些冰淇凌或牛奶冰块一起打碎，口感可以更丰富；或者将做好的草莓奶昔冰冻后食用，均可以获得不同程度的美味享受。

【大夫说功效】

草莓具有许多明显的食疗作用。首先，草莓具有明目的作用，草莓中含有丰富的胡萝卜素，可以有效地合成维生素 A，达到明目安神的作用。同时，草莓对于肠胃也具有一定的保护作用，草莓同样可以预防动脉硬化和冠心病、坏血病。另外，草莓中含有的丰富的纤维素可以有效地促进肠胃蠕动，帮助消化、改善便秘，预防痔疮、肠癌的发生。

而且，草莓中含有的维生素和矿物质大大超过了苹果和梨等水果，这些营养物质不仅有利于对于儿童的生长发育，对于进入更年期的女性同样具有十分重要的保健作用。草莓富含的维生素 C 可以有效地防止牙龈出血、牙龈炎、牙周炎，利于伤口快速愈合，具有防止坏血病的作用，对于预防动脉硬化、冠心病、高血压、高血脂、心绞痛、脑溢血这类疾病都具有明显的作用。

经常食用草莓,可以有效达到安神作用,缓解夜晚失眠多梦、头晕多汗的症状,有效地提高更年期妇女的睡眠质量。饭前食用草莓还可以起到开胃的作用,提高更年期女性的食欲,促进营养摄入和吸收的均衡化。草莓被誉为"果中皇后",具有显著的不可忽视的食疗作用,除了草莓奶昔外,草莓还有许多其他的吃法,建议广大女性可以分别尝试,均能达到不同程度的作用。

莲子紫米甜汤,清心养气

【食材】

新鲜莲子20粒,紫米适量,冰糖适量。

【做法】

1.将紫米淘洗干净后放入干净的容器,加入适量清水没过紫米,然后浸泡紫米两个小时后将紫米取出,沥干水分待用。浸泡紫米后剩余的红色水也不要倒掉,留下备用。

2.将新鲜莲子洗净后放容器中备用。

3.将洗好浸泡好的紫米加入小煲中,倒入之前浸泡紫米后的红色水,然后加入五碗清水,大火煮沸后,转为小火,盖上盖子煲大约30分钟。

4.然后加入洗净的莲子继续盖盖小火煲约一个小时,最后加入冰糖,煮至冰糖溶化,紫米开花,莲子软糯,即可盛出食用。

【大夫说功效】

莲子在中医中,经常被用于夜间失眠多梦、健忘、盗汗、心烦口渴等症状。莲子具有防癌抗癌的营养保健作用,同时莲子还能起到降低血压和血脂的作用,所以莲子是老少皆宜的滋补营养品,对于久病后身体虚弱的人更有显著的疗效。研究表明,莲子还具有一定的防癌抗癌作用。经常食用莲子可以有效地健脑,增强记忆力,提高学习和工作的效率，并且防治老年痴呆。紫米属于糯米类，早在《本草纲目》对于紫薯滋阴补肾、活血化瘀、明目祛翳的作用就已经具有了详细记载。紫米中富含丰富的蛋白质和脂肪，可以有效地补充人体每日所需的微量元素，而紫米加工成的甜点同样具有不同的滋补作用，深受广大人民群众的喜欢。云南地区所产的紫米更是上品，具有补气补血，安神健脑，保肝护肾以及滋阴的效果，非常适合孕产妇以及更年期女性。紫米的质地细腻轻盈，紫色素可以很快地溶于水中，更加有利于人体的吸收。经常食用紫米粥还可以对人体起到补血益气的作用，是一种难得的天然食疗佳品。因为紫米的这些特殊疗效，因此紫米更是被称为"紫珍珠"，建议广大更年期女性，可以平时多食用紫米食品。

百合莲子炖红枣，滋补心肺帮助睡眠

【食材】

新鲜莲子 20 粒，鲜百合两个，雪耳适量，干红枣 10 粒，老冰糖适量，鹌鹑蛋 10 个，雪蛤膏适量。

【做法】

1. 将干红枣用清水洗净之后，浸泡在温水中，然后用剪刀去掉红枣的柄。将红枣泡在一旁备用，浸泡之后的红枣清洗起来比较容易，需要注意的是，干红枣营养价值丰富，但是果皮的褶皱中容易堆积灰尘，一定要小心地清洗干净。

2. 浸泡好后将红枣中间的枣核去掉待用。新鲜莲子剥去外衣后去掉莲子心，以免影响莲子百合红枣粥的口感。不过要注意，莲子心具有清热解毒的功效，因此不要丢掉，可以将莲子心单独用来泡茶。

3. 将雪耳泡发后去除根部的黄色部分，边撕成小朵，边将雪耳内部清洗干净。最后将百合洗净后泡在清水中待用。

4. 将莲子、雪耳和红枣放入锅中，加适量的清水大火烧开，然后改为小火，炖煮半个小时。然后加入老冰糖和百合，继续炖煮至冰糖溶化，莲子软糯，雪耳呈现胶质状态，将煮好的鹌鹑蛋剥壳，放入粥中，即可食用。

5. 另外，也可以加入雪蛤膏，将雪蛤膏清洗干净后泡发至膨胀，先小火炖煮雪蛤膏半个小时，然后继续以上步骤即可。

【大夫说功效】

百合具有止咳化痰、清肺消炎的作用，更年期女性经常感到心烦意乱、坐立不安、燥热咳嗽，都可以通过食用百合，达到清心化痰的功效。同时百合还可以安神，有效地缓解心情紧张抑郁、精神恍惚、失眠多梦、头晕多汗的症状，快速改善睡眠质量。

百合洁白如玉，富含丰富的纤维和黏液质，可以加快皮肤细胞的新陈代谢速度，经常服用百合可以起到一定的美容养颜、改善肤质、祛斑美白作用。同时，百合也可以起到防癌抗癌的作用，帮助白细胞分裂生长，提高人体的免疫力和抵抗力，对许多种不同的癌症都有不同程度的预防效果。

莲子具有清热解毒、降压降脂的作用，莲子心可以有效地强心安神，帮助更年期睡眠的稳定。

雪耳又被称为银耳，具有显著的滋阴保健作用，可以帮助更年期女性吸收钙、铁等微量元素，同时也对于慢性急性支气管炎具有一定的疗效。银耳富含天然植物胶质，和胶原蛋白一样具有美容、改善肤质的作用，可以有效地润肤，并且祛除面部的色斑和雀斑，调理女性月经不调和便秘的症状。

心悸：

青苹果樱桃汁，宁神静气

【食材】

青苹果 4 个，柠檬 1 个，樱桃 200 克，新鲜蜂蜜适量。

【做法】

1. 将青苹果洗净后去掉中间的核，然后切成片。

2. 然后将樱桃逐个洗净，去掉樱桃柄之后，借助方头筷子，将樱桃的核逐个去掉。

3. 将柠檬洗净后一分为二，然后取其中的一半，去掉柠檬皮后也切成片。

4. 将切好的青苹果片和柠檬片以及樱桃放进榨汁机中，榨取果汁后，将果汁过筛，去掉其中的渣滓，最后加入适量的蜂蜜，搅拌均匀后即可饮用。

5. 也可以把果汁中加入冰块或者放到冰箱冷藏之后食用。

【大夫说功效】

苹果既被称为"记忆果"，又被称为"美容果"，尤其是对于防止肥胖效果显著。因为苹果基本上不含有脂肪，而卡路里又很少，再加上苹果酸对于人体内脂肪的有效分散作用，可以轻松防止体态过胖。又因为苹果中含有丰富的维生素 C，经常食用苹果有美容护肤的功效。而苹果中丰富的果胶，更是有利于肠道的蠕动，帮助女性朋友排毒养颜。

李子酸奶汁，安神调息

【食材】

两盒低脂或脱脂高钙奶大概 500ml，一包酸奶发酵菌 1 克，可根据个人口味添加白糖。

【做法】

1. 将牛奶倒入容器中，再加入酸奶发酵菌，可加入白糖，或不加。

2. 将李子洗净去核，切碎，留待备用。

3. 将牛奶、李子碎与酸奶发酵菌搅拌均匀后，将牛奶倒入酸奶瓶中。

4. 在酸奶机中放入适量的温水，将刚刚装满牛奶的酸奶瓶放入酸奶机内胆，启动酸奶机，8 至 12 小时后即成。

【大夫说功效】

李子可以增加肠胃的蠕动，并且能促进胃酸和胃消化酶的分泌，在一定程度上可以缓解由胃动力不足引起的便秘和消化不良等症状。而酸奶中同样含有多种消化酶和益生菌，这些消化酶和益生菌在人体肠胃中发生作用，有利于保护肠胃、预防便秘。而酸奶在进入肠胃后，通过抑制腐生菌在肠道的生长，抑制了毒素和因此产生的致癌因子，有防癌的效果，也能让女性更加美丽健康。

莲子羹，清心除烦

【食材】

大量新鲜莲子，红豆适量，水适量，蜜糖适量，百合红枣枸杞等食材少量。

【做法】

1. 将银耳、莲子、百合、红枣和枸杞等食材先用清水泡发两个小时，或更久。

2. 银耳泡发好后，去掉根蒂，掰成小朵后放入锅中，锅中加水，开大火，煮开后转小火炖煮，直至银耳起胶。

3. 待银耳起胶之后，将莲子、百合、红枣和枸杞等原料放入锅中，再加入适量冰糖，小火炖煮两个小时以上，或更久更佳。

【大夫说功效】

中医说银耳有治疗肺热咳嗽、肺燥干咳的功效。其实银耳不仅有这些功效，银耳对于提高肝脏的解读能力很有作用，有保肝护肝的功效。当然对于我们更年期的妇女们，银耳含有丰富的天然植物性胶质，长期食用银耳可以润肤、去除脸部雀斑、延缓衰老等。而这道甜品的主料莲子，由于含有丰富的生物碱，用作补气药，有养心安神的作用，对于缓解更年期妇女的失眠多梦、心神不宁等症状效果极佳。

月经紊乱:

清炒黑木耳，补血养气

【食材】

黑木耳200克，红萝卜适量，蒜适量，油盐等调味料适量。

【做法】

1.将黑木耳提前用清水泡发，洗净，去掉根蒂后，掰成小块儿，留待备用。

2.蒜切沫儿，胡萝卜切块儿，备用。

3.锅中放油，烧至六成热，将蒜先下锅爆香后，放入木耳翻炒，加入适量的盐，将胡萝卜块儿下锅一起翻炒，直至木耳炒软，即可装盘出锅。

【大夫说功效】

看起来平平常常的黑木耳其实并不平凡，它被营养学家称为"素中之王"和"素中之荤"，有补气血的功效。据研究，在每100克黑木耳中，就含有铁元素185毫克，可以说含铁量非常之高。而我们知道，补气血其实可以说是另一种形式的补铁，我们只给出一个数字，可能还不能够很好地理解黑木耳的补铁效果，那么我们说，木耳中的铁元素比绿叶蔬菜里铁含量最高的菠菜还高出了20倍，就比较直观了。所以我们说这个黑木耳对于更年期妇女补气养血是十分有好处的。

木耳炒瘦肉丝，养血调经

【食材】

黑木耳干品15克，猪瘦肉60克，食盐适量。

【做法】

1. 将黑木耳提前用清水泡发，洗净，去掉根蒂后掰成小块儿，备用。

2. 猪瘦肉切丝备用。

3. 锅中放入适量的食用油，开火烧至六成热，放入切好的肉丝，翻炒两分钟后，加入泡发好的黑木耳一同翻炒，加食盐适量，可选择加入少许清汤，焖烧 5 分钟即可装盘食用。

【大夫说功效】

黑木耳是一种非常好的食材，有抗血凝、抗血栓、降血脂的效果。中医认为，黑木耳具有很强的益气强身、滋肾养胃和活血的功能，尤其在软化血管、降低血黏度和减少心血管病发生等方面效果显著。同时，由于黑木耳有很强的吸附作用，经常食用黑木耳有利于将体内沉积的大量垃圾和毒素，带出体外。对于更年期妇女的月经调节有很好的作用。

口渴虚烦：

莲藕炖牛肉，清心养气

【食材】

牛肉600克，莲藕350克，八角4颗，桂皮少许，苹果1个，香叶少许，生姜3片，干辣椒2个，冰糖少许，豆瓣酱、香菜、料酒、鸡精等适量。

【做法】

1.将牛肉放入清水中浸泡，多次换水后，洗净牛肉内的血水，捞出沥干，切成大块备用。

2.在锅中放适量的冷水，放入牛肉块，煮开后捞出牛肉，再用清水冲洗，冲净血沫，沥干血水，备用。

3.八角、桂皮、苹果和干辣椒洗净备用，豆瓣酱剁碎，莲藕去皮后切成块儿，放入清水中备用。

4.锅中放少许的食用油，放入八角、桂皮、豆瓣酱，炒香后放入处理好的牛肉块，翻炒均匀。

5.放去两小勺料酒，去腥，炒匀。

6.放入香叶、苹果、干辣椒、生姜和冰糖等辅料，加入适量清水，没过牛肉，煮开后倒入砂锅中，盖上锅盖，转小火炖煮40分钟。

7.最后放入莲藕，盖上锅盖再次炖煮约40分钟。

8.加入适量的盐和鸡精，再次炖煮20分钟后，撒香菜，即可出锅。

【大夫说功效】

中医认为，莲藕不仅是一种食材，同时也可以入药，具有安神养气、中和二气、和胃健脾、促进食欲的特点，对于增加脏腑机能很有帮助。而莲藕生性属凉，对更年期女性常有的五心烦热、心火旺盛、食欲不振等症状都有很好的疗效。特别是患有更年期综合征，且症状明显的女性患者，多吃莲藕，可以缓解月经不调和多疑失眠的症状。

莲子炒豆芽，健脾益肾

【食材】

鲜荷叶 200 克，新鲜莲子 50 克，莲藕 100 克，绿豆芽 150 克，调味料适量。

【做法】

1. 将莲藕切丝备用，莲子与荷叶加水煎汤备用。

2. 锅中放少许油，烧热后放入莲藕丝炒至七成熟，再加入莲子。

3. 豆芽翻炒，最后放入荷叶莲子汤适量，出锅前加入少许食盐即可。

【大夫说功效】

我们刚刚说过了莲藕的功效，对于莲藕安神养气、中和二气、和胃健脾的功效有了初步的了解，这道菜里，我们一同来了解一下，其他的食材对于更年期妇女的疗效。

以莲子为例，莲子健脾益肾，对于人体肾功能的完善和维护有不可多得的疗效，而莲子与荷叶一同食用，借助荷叶利湿、升阳、轻身的特性，共同补脾健肾，对更年期女性帮助尤为显著。

心烦气躁：

凉瓜黄豆炖排骨，清心静气

【食材】

黄瓜1根，苦瓜1根，猪肋骨适量，精盐少许，姜片少许，醋少许，枸杞适量。

【做法】

1. 将苦瓜去籽洗净切滚刀块备用，黄瓜洗净同样切成滚刀块，排骨焯水去掉血水即可。

2. 将焯水后的排骨冲洗干净，放入砂锅中加水煮开，放入姜片和几滴醋去腥，水烧开后改开小火炖煮半个小时。

3. 待排骨松软，即可将切好的苦瓜和黄瓜放入锅中，一同炖煮，至黄瓜和苦瓜变色即可，最后加入食盐调味即成。

【大夫说功效】

老人常说吃苦瓜能败火，这句话不是没有道理的。苦瓜具有清热祛暑、明目解毒、利尿凉血、解劳清心、益气壮阳的功效，尤其对于中暑、暑热烦渴、暑疖、痱子过多等有很好的作用，夏日常见的目赤肿痛、痈肿丹毒、烧烫伤、少尿等病症，利用苦瓜治疗也有奇效。对于更年期的女性朋友而言，食用苦瓜，可以起到清心静气的作用，对于容易烦躁发怒的更年期女性改善自己的情绪很有用。

杏仁火腿炒虾仁，活血调息

【食材】

虾仁100克，火腿100克，甜杏仁若干，蒜末葱末少许，料酒、食盐、糖、生抽、白胡椒粉等调料少许，水荠粉少许。

【做法】

1.虾仁开背洗净去除虾线，加入少许盐和白胡椒粉，腌5分钟。

2.火腿切片，备用。

3.将剩余的调料放入碗中，调匀。

4.热锅，放入少许油，放入蒜末、葱末爆香，倒入碗中的调料汁，滚开后，依次放入火腿片、虾仁和杏仁，炒匀出锅。

【大夫说功效】

这道菜中的虾仁能很好地保护心血管系统，它可减少血液中胆固醇含量，防止动脉硬化，同时还能扩张冠状动脉，有利于预防高血压及心肌梗死。

而作为辅料的杏仁，其实较于虾仁而言更适合于更年期的女性食用。杏仁具有美容的功效，能够促进皮肤血液循环，使面色红润有光泽，对于活血调经有着很大的帮助。但是我们也应该注意，杏仁虽好不能多吃，食用前最好加热煮沸，以消除其中的有毒物质，而糖尿病患者更不宜食用杏仁。

食欲不振：

莲子山药甜汤，健脾开胃

【食材】

银耳 25 克，莲子 30 克，百合 30 克，红枣少许，山药 150 克，葡萄干，冰糖等配料适量。

【做法】

1.银耳洗净，去掉根蒂，掰成小块儿备用，红枣、莲子等用水浸泡 30 分钟，百合洗净备用，山药去皮切成块儿。

2.在锅中加入水，煮沸后下入银耳、莲子、百合、红枣，一同炖煮约 20 分钟。

3.最后下入山药一同炖煮，山药熟后加入葡萄干和冰糖，冰糖融化后即可食用。

【大夫说功效】

山药，名字中就带着一个"药"字，也有不亚于药物的价值。根据科学家的研究发现，山药中含有淀粉酶和多酚氧化酶等物质，特别有利于强健脾胃、强化脾胃的吸收功能，是一味平补脾胃的药食两用之品。

而莲子则有养心安神的功效，对于更年期女性十分对症。对于中老年人而言，多吃莲子，可以健脑、增强记忆力，提高工作效率，有效预防老年痴呆的发生。

山楂麦芽猪腱汤，提升食欲助消化

【食材】

山楂少许，麦芽若干，猪腱若干。

【做法】

1.将猪腱清洗干净，切掉底部的白色肥油，改刀成段。

2.麦芽洗干净，并用清水浸泡大约 20 分钟。山楂蜜枣等配料用水冲洗干净备用。

3.锅中加入适量的清水，大火煮开，放入猪腱，焯水备用。

4.砂锅中加入适量的清水，放入全部材料，盖上锅盖，大火煮开，后转用中小火煮一个半小时左右即成。

【大夫说功效】

山楂，又名红果，具有很高的药用价值，能够起到防止心脑血管疾病、降低血压和胆固醇含量、软化血管的作用。同时，山楂微酸，所以有很好的开胃消食的作用，特别是对消除体内的肉食积滞作用很好。有很多助消化的药，例如健胃消食片就采用了山楂这味药材。

最为重要的一点，山楂对子宫有收缩作用，可以促进子宫复原。所以，更年期的女性朋友多吃山楂，可以有效地缓解更年期的衰老情况。

口腔溃疡:

大米决明子粥，消炎杀菌

【食材】

炒决明子10克，大米60克（炒决明子与大米比例为1：6），冰糖少许。

【做法】

1.将决明子炒至微黄，取出冷却后熬汁。

2.用决明子汁和大米同煮，煮熟后加入冰糖，即可食用。

【大夫说功效】

这道粥品中，决明子有明目的功效，对于目赤肿痛、容易流泪、青光眼、白内障等病症有疗效。而决明子本身除了明目的功效之外，还有清热去火的功效，对治疗口腔溃疡有疗效。决明子中还含有丰富的大黄素和大黄酸，不仅对人体有平喘、利胆、保肝、降压等功效，还有一定的抗菌和消炎作用，对于口腔溃疡的消炎杀菌有奇效。

蒜蓉菠菜，加速创面康复

【食材】

菠菜300克，蒜少许，盐及食用油等调料少许。

【做法】

1.先将菠菜洗净，控水后切成小指长的段。蒜剁碎，切成蒜末。

2.锅中放少许油，烧热后放入一半的蒜末爆香，再放入菠菜炒至菠菜开始变软。

3.最后放入另一半的蒜末，放入盐调味，开大火翻炒几下后关火，装盘即成。

【大夫说功效】

菠菜是一种含有丰富营养物质的蔬菜。首先，菠菜含有大量的植物粗纤维，具有促进肠胃蠕动的作用，且能促进胰腺分泌，帮助消化。其次，菠菜中所含有的胡萝卜素，在人体内能转化成维生素 A，可以帮助维护上皮细胞的健康，帮助口腔溃疡尽快痊愈。最后，菠菜中所含有的微量元素物质，能够促进人体新陈代谢，增进身体健康，促进口腔溃疡的愈合。

脾虚胃弱：

柴胡白菜汤，健脾开胃

【食材】

柴胡约10克，猪肝100克，白菜1棵，小葱1株，枸杞2克，盐3克，料酒1茶勺，姜适量。

【做法】

1.将小葱洗净，切去根须后，切成大约2厘米长的小段备用，然后将柴胡用水快速清洗干净，放入料盒中备用。

2.将白菜洗净切成丝，猪肝清洗干净后切成片，加入少许料酒和姜片稍微腌制去腥。

3.取一只干净的砂锅，加入大约2000毫升清水后加入料盒大火烧开，然后文火继续煮大约20分钟。将料盒取出，锅中的汁过滤掉柴胡的渣滓备用。

4.将猪肝摘去姜片，取另一只锅子，烧开水后加入肝片汆烫约1分钟后捞出沥水。

5.将事先准备好的枸杞加入柴胡汤汁中，加入肝片，再次大火烧开，加入白菜丝。看到白菜丝变软后撒上小葱段，然后加入适量的盐调味，即可食用。

【大夫说功效】

柴胡在中医上认为性味苦，微寒，具有清热解毒、缓解肝肾压力的作用，经常被用于治疗流感、疟疾等疾病。人们往往忽略柴胡同样具有的对于月经不调等妇科疾病的调理作用。事实上，更年期女性食用适量柴胡，可以有效治疗更年期激素不调、内分泌紊乱所造成的月经不调、食欲不振等症状。同时，柴胡对于更年期女性子宫下垂也有一定的疗效，还可以有效预防子宫肌瘤的生长。

　　在汤中加入适量的香葱，可以有效地减轻柴胡微寒的性状，即使是体寒的女性也可以放心食用，从而达到滋阴调养的作用。

　　猪肝中储存了大量的营养物质，同时具有解毒的功能，它的营养保健作用体现在补血上。猪肝在这道汤中和小葱一起食用，可以更容易促进人体对营养的吸收。而白菜具有清热去火的作用，与猪肝和柴胡一起食用，不仅可以养肝清肺，同时还可以达到补血养颜的作用，十分适合更年期女性食用。

　　长期食用这道汤，气色会得到明显的改善，更年期经常出现的心烦意乱、头晕目眩、视力减退等症状都可以得到不同程度的缓解。但是需要主意的是，猪肝食用过多会导致胆固醇的升高，所以胆固醇偏高的女性慎食，在这道汤中，猪肝的含量可以根据自身情况酌情进行增减。

冬虫夏草炖雄鸭，养阴补虚

【食材】

老雄鸭一只，冬虫夏草 15 克，其他调味料少许。

【做法】

1.将老雄鸭宰杀后，去除毛以及内脏，清洗干净，用刀剁去鸭爪。

2.锅中放入适量的水，烧开后将鸭子在开水中短暂地烫一下，捞出后放在一边晾凉。

3.将冬虫夏草放入温水中浸泡半个小时后洗净，将冬虫夏草放入鸭子的腹中。

4.炖盅内放适量的开水，将准备好的鸭子放入炖盅内，开小火隔水将鸭肉炖至熟烂，加入适量的食盐、调好口味即可。

【大夫说功效】

　　鸭肉性寒，对于中老年人有补气的作用。加上鸭子吃的食物大多都是水里的生物，所以鸭子肉性味甘、寒，能够滋养内脏，对女性而言则有滋阴润燥、清虚劳的作用，可以帮助补血补气，止咳养胃、生津清热，能够帮助治疗身体的虚弱，大病痊愈后的体虚或者因为营养不良产生的水肿。

　　俗话说，公鸭肉性寒，母鸡肉性温。所以，很多购买鸭子的人都会选择公鸭，并且挑选那些肉质较老、发白、骨头发黑的鸭子最有效果。如果是比较肥嫩的鸭子，可以和冬虫夏草一起炖食，能够滋阴补肾、润燥清热。还有的人会选择鸭肉与海带一起炖食，能够帮助中老年人降血压，防止动脉硬化或者心血管疾病。

更年期肥胖：

鲜笋魔芋面，燃烧脂肪

【食材】

魔芋 350 克，胡萝卜 40 克，鲜笋 50 克，鸡胸肉 100 克，各式调味料若干。

【做法】

1. 锅中加入适量的水，烧开后放入魔芋余烫一下，捞出后用冷水泡一下，取出沥干水。

2. 鸡肉煮熟后撕成丝，鲜笋、姜切丝。

3. 锅中放少许油，油热后放入姜丝、葱丝，爆香后加入适量的水，煮开后关火。

4. 魔芋盛在碗中，肉丝、笋丝等放在魔芋四周，将刚刚煮好的汤汁浇上即可。

【大夫说功效】

中医认为，魔芋性温，有活血化瘀、解毒消肿、通便化痰的功效。不过魔芋最为神奇的功效还是减肥。近年来，魔芋之所以能够风靡全球，就是因为它在减肥方面的超强能力，从而被人们认为是"魔力食品""神奇食品"等。另外，魔芋中还含有丰富的可溶性膳食纤维，可以帮助我们在吃饭后，降低血糖的升高，这就让人在食用魔芋后降低了胰腺的负担。

茯苓瓜皮汤，利水利尿

【食材】

茯苓 20 克，西瓜皮 200 克，鸭边腿 1 个，姜适量，盐 5 克，料酒 1 茶勺。

【做法】

1. 首先将茯苓用清水快速清洗干净，放置一旁备用。

2.将姜切片，西瓜皮洗净后，削掉外面的青皮，用勺子将红瓤抠干净，然后切成大块备用。

3.将鸭边腿切块，在沸水中氽烫一下，去掉血水后待用。

4.然后将姜片在油锅中烹香，加入鸭腿块，略略翻炒一下，闻到香味后加入清水和料酒，大火烧开后转小火，炖煮大约半个小时。

5.最后加入切好的西瓜皮，再炖煮大约20分钟，煮至瓜皮透明软糯，鸭肉软烂离骨，加入适量的盐调味，即可食用。

【大夫说功效】

因为更年期女性工作生活压力大、情绪过度紧张、心情长期压抑得不到释放，而且容易操心过多，所以很容易造成脾胃虚弱。许多女性会觉得胃胀不消化、食欲不振，这些都是脾胃中有虚火的症状。尤其在夏季，这种情况表现得更加明显。所以在炎炎夏日，我们可以利用吃剩的应季食材——西瓜，做一道靓汤保养自己。

这道茯苓瓜皮汤，主要是以清热健脾、利水利尿为主要作用，西瓜有清热解毒、解渴利尿的功效，具有非常明显的降低胃火的作用，而且可以有效调节人体内的新陈代谢速度，缓解慢性和急性肾炎、水肿，及时为人体补充糖分和所需的营养物质。

搭配鸭肉同食可以更加强人体的抗氧化功能，从而延缓衰老、维护心脑血管健康，有效地避免脂肪堆积，防止胆固醇过高。茯苓更可以称得上是利水渗水的重要药材，不仅可以调节脾胃虚弱，还能达到缓解食欲不振、消食开胃、防止产生消化不良情况的作用。

鸭肉是十分重要的食疗保健食材，它的脂肪含量低，食用之后不容易造成脂肪堆积，而且具有温补的功效，不容易上火，所以很适合在炎炎夏日搭配西瓜皮一同食用。不仅更年期妇女可以饮用，即使是正在成长期的少年儿童也可以适量饮用。

这道靓汤中的食材都具有十分明显的清热解毒、利水利尿的作用，同时，西瓜皮也可以换成冬瓜，可以取得同样的食疗效果。

抑郁：

绿豆海带甜粥，健脑宁神
【食材】
白米 1 杯，海带丝 80 克，绿豆 1 杯，白砂糖 1 杯。
【做法】
1. 白米洗净，放入锅中，加适量的水浸泡 1 个小时，将锅放到炉火上煮开，放入洗净后的海带丝，开小火煮至软烂。

2. 绿豆洗净后加适量的水浸泡 1 个小时，上锅蒸熟，再加入粥内与大米海带同煮，最后加糖调味，煮均匀后即可。

【大夫说功效】

海带中含有大量的碘，而碘是甲状腺合成的主要物质，碘盐对于预防甲状腺机能减退症有很好的疗效。海带中还含有大量的甘露醇，海带中含有大量的碘，而碘是甲状腺合成的主要物质，碘盐对于预防甲状腺机能减退症有很好的疗效。海带中还含有大量的甘露醇，这种物质能够帮助身体利尿消肿，对于防治肾功能衰竭、老年性水肿、药物中毒等疾病有特效。而且，很多人都担心各种辐射影响身体，海带里的胶质物质就能够促进体内的放射物质排出，从而防止这些危害性物质在人体内积聚。对于爱美的女性而言，常吃海带可以让秀发润泽乌黑，海带还能补充适量的雌激素，帮助女性保持青春和活力。

燕麦南瓜粥，提升活力
【食材】
燕麦 30 克，大米 50 克，小南瓜 1 个。

【做法】

1.将南瓜洗净削皮，切成小块备用。

2.大米洗净后放入清水中浸泡半个小时。

3.锅中加入大米和适量的清水，放到火上后大火煮沸，改用小火煮 20 分钟，然后放入南瓜块儿，小火煮 10 分钟。

4.最后放入准备好的燕麦，继续小火炖煮 10 分钟。

【大夫说功效】

中医认为南瓜性温味甘，具有能够消炎解毒、帮助身体杀虫、补肾益气。所以，南瓜对于治疗因为气虚产生的乏力、痢疾等病症有很明显的作用。同时，南瓜还是一种特别好的防癌食物，可以预防食道癌和胃癌，对防止结肠癌也有一定的功效。另外，南瓜还有保护胃黏膜的作用，能够促进胆汁分泌，加强胃肠蠕动，帮助食物消化，提升活力。

免疫力下降：

五味子番茄面，补充维生素

【食材】

面条，西红柿 1 个，鸡蛋 2 个，五味子少许，香菜、葱少许。鸡精、香油、食盐、酱油等调味料若干。

【做法】

1.在碗中将两个鸡蛋打散，葱切片，香菜洗净后切成碎末，西红柿洗净后切成丁备用。把五味子熬成汁。

2.锅中放入少许油，油至六成热后放入葱花、西红柿煸炒出红油。放入酱油、盐、3 碗凉水和提前熬好的五味子汁，盖上锅盖。

3.锅开后，放入少许面条煮熟，将打散的鸡蛋散在锅里，放入鸡精、香菜和香油即成。

【大夫说功效】

西红柿中含有大量的番茄红素，所以它不仅是当今工业上重要的天然食品着色剂，还是很强的抗氧化剂，能够抗击衰老，增强免疫功能，减少疾病的发生。也有的研究表明，番茄红素能够有效预防多种癌症。故而西红柿也有长寿果的美誉。而五味子作为一味中药药材，常被用为生津止渴，有助于女性朋友治疗盗汗、烦渴以及频尿等问题，对于更年期症状有很大的改善。

金针菇金枪鱼汤，提升免疫力

【食材】

金枪鱼罐头 1 个，金针菇 1 袋，紫菜少许，鸡蛋 2 个，食盐等调味料少许，面粉少许。

【做法】

1.在锅中放入适量的水，将水烧开，将洗净的紫菜放入锅中，煮一会儿，然后将金针菇也放入锅中同煮。

2.放入酱油少许，加适量的食盐，搅拌均匀，放入金枪鱼同煮。

3.鸡蛋打散，倒入锅里之后，注意搅拌均匀，出锅前放适量的香油即成。

【大夫说功效】

金枪鱼肉中含有大量的不饱和脂肪酸，同时还有非常多的氨基酸，我们所需要的所有氨基酸种类都非常全面。另外，金枪鱼肉中有很多矿物质和人体所需的微量元素，是非常健康的食物。金枪鱼中含的DHA是鱼类里面最多的，这是帮助大脑发育和神经发育的最重要营养物质。除此之外，还含有大量的EPA，能够帮助更年期妇女预防治疗心血管类的疾病，防止血管硬化。

阴道干涩：

土茯苓绿豆老鸭汤，调整体液

【食材】

半只老鸭、绿豆50克、土茯苓60克、姜片少许、陈皮少许、盐少许。

【做法】

1.土茯苓洗净后削皮，切成大块，留待备用。

2.绿豆提前用清水浸泡，注意洗净。陈皮同样用清水浸泡，泡软。

3.生姜去皮，切3片，备用。

4.将处理过的老鸭洗净，斩段儿，备用。

5.炒锅开大火烧热，倒入少量油，等待油烧热后，放入刚刚切好的姜片爆香。

6.放入老鸭段儿，开大火煸炒。

7.等老鸭出油，关火，盛出鸭肉备用。

8.用刀刮去已经泡软的陈皮内膜，备用。

9.将煸炒好的各种食材放入汤煲中，加入适量水，大火煮开之后撇去上面的浮沫，转为小火煲煮两个小时，关火后加少许盐调味。

【大夫说功效】

中医认为绿豆有清热解毒、消暑解渴的功效，对于更年期妇女的津液调理有很大的帮助。而土茯苓作为一味药草，其功效与绿豆相似，但是土茯苓相较于绿豆，又有健脾调中的特别功效。而加上老鸭一起煲汤炖煮，不仅仅兼顾了土茯苓和绿豆的药用功效，更能滋补更年期妇女的身体，对于阴道干涩等体内津液问题，有调整的功效。

马齿苋荠菜汁，醒胃调津

【食材】

马齿苋、荠菜若干。

【做法】

将马齿苋和荠菜洗净，切碎，放入榨汁机中榨成汁，直接饮用即可。

【大夫说功效】

　　马齿苋是一种很常见的野菜，在日常生活中，很多家庭都会吃这种野菜。其实马齿苋不仅是一种食材，也是一种有着很好功效的药膳食材，尤其是马齿苋中含有的大量钾盐，就有良好的利水消肿的作用，对于更年期妇女的体液调节有很好的作用。当然这个还只是马齿苋的一种作用，这个马齿苋里含有的钾盐，在人的血液里分解成钾离子，钾离子可以直接作用于血管壁，能够促进血管壁扩张，对于降低血压有很好的作用。

骨质疏松：

板栗玉米排骨汤，补钙清热

【食材】

排骨 400 克，板栗 10 余个，甜嫩玉米 1 个，枸杞、料酒、盐和姜片适量。

【做法】

1. 将玉米切成两指宽左右的段，板栗去皮洗净，排骨洗净备用。

2. 锅中加入适量的清水，放入洗净的排骨，开大火，将排骨中的血水煮出来，烧开后关火，将排骨捞出，再次洗净。

3. 砂锅内放入适量的水（半途不能再加水，所以一次放够），将切好的姜片，玉米段，排骨和板栗放入锅中，加少许料酒，大火烧开后，转小火即可。

4. 小火慢炖 2 个小时左右，中途不可加水，然后放入枸杞和盐调味即成。

【大夫说功效】

这道菜中的排骨具有补气益血的功效，按照中医以形补形的原则，食用排骨可以补充钙质，预防骨质疏松。而玉米中也含有丰富的钙质，不仅有降血压的功效，还能促进细胞的分裂、降低胆固醇、预防梗阻。而玉米里面所含有的植物纤维素能加速毒物排出体外，起到预防癌症的作用。

黑豆猪皮汤，补充雌激素和钙质

【食材】

猪皮 200 克，黑豆 250 克，红枣若干，盐和黄酒适量，肉清汤适量，可根据个人口味选择是否放入香菜。

【做法】

1.将所需食材依次洗净，红枣去核，香菜切成比较小的段即可。

2.将猪皮上的猪毛清理干净，洗净后入开水，烫至猪皮发硬，取出，冲洗后切成菱形块儿。

3.砂锅内放入肉汤，没有肉汤的可用清水代替，依次放入准备好的猪皮、黑豆和红枣，烹入黄酒，开大火烧开后改用小火炖煮，直到黑豆熟烂后，加入盐调味，可依据个人口味撒上香菜即可。

【大夫说功效】

　　猪皮中含有丰富的胶原蛋白和弹性蛋白，最新的生物研究发现，如果缺少胶原蛋白这种生物大分子胶类物质，会让人体内的细胞储水能力发生问题。另外，一般研究认为，胶原蛋白有延缓人体细胞老化的作用，所以使用猪皮或其他肉皮，可以使皮肤平整光滑且富有弹性，而且猪皮在一定程度上，也有抗癌的作用。

第 四 篇

four

更年期调什么：

巧妙养生，过好更年期

01 饮食和生活作息要科学

🧑‍⚕️ 〔大夫的话〕

　　更年期是女人非常重要的时期，女人此时再不像娇嫩的少女那样青春靓丽，而是逐渐变得成熟。在这个过程中，女人是尤其脆弱的，经不起折腾。因此，更年期的女人更应懂得爱惜自己，拥有科学的饮食和生活作息，更好地呵护自己。

📁 〔真实案例〕

　　李小姐是仍与父母一起住的大学毕业生，李小姐的母亲每天5点多就起床，不到6点就要求李小姐也起床。同时，她一有时间就念叨李小姐该背单词或者看专业书，连上厕所的时间也要干涉。稍不顺心，就对李小姐大声责怪。明明已经上火，却偏偏要吃辣。晚上也不睡，总找人打牌，吵得李小姐也无法入睡。

　　没办法，李小姐只好找到爷爷咨询。爷爷根据她母亲的情况，建议她给母亲找些事情做，让她有地方投入多余的精力。几周后李小姐告诉我她妈妈现在很忙，没再"找茬"了。原来她妈妈每天早上都去跑步，还报了健美操班，晚上就去和朋友们跳舞，整天玩得不亦乐乎，吃饭睡觉也都定时了，心情也好了很多，也变美了呢！

🩺 ［典型表现］

唠叨、易怒、感到无聊或劳累、不断挑剔别人。

🔍 ［影响成因］

女性到了更年期，卵泡不再发育和分泌雌激素，导致卵巢功能逐渐衰竭。接受雌激素控制和支配的组织和器官开始退化，自主神经系统功能也会紊乱，进而产生消极情绪，迁怒他人。饮食和作息不科学则会加剧内分泌的紊乱。因此应该科学地安排生活，保持生活规律化。

⚛ ［调理方法］

更年期的女人更有条件去呵护自己，更应注意饮食的滋养和科学的生活作息，养心安神，逐步调整自己的状态，保持轻松自在的心情。爷爷为此给出两个方面的建议：

1.饮食科学，营养充足

更年期女性必须要多注意补充大骨汤、豆腐这些含有矿物质的食物。维生素可以美颜，应多吃胡萝卜、肝脏之类的食物。百合可以缓解更年期出现的虚烦失眠、神志恍惚等症状。另外，更年期女性若出现肝肾亏损、头晕腰酸、烦躁失眠、月经紊乱，就应该试着吃一些桑葚和莲子。

2.作息科学，生活规律

更年期的女性内心更加敏感，情绪波动较大，更应保持科学的作息。早上跑跑步、喝喝茶，白天学点东西，报个健美操培训班或许是个不错的选择，晚上散散步、跳跳舞。让生活充实起来，当你有事情投入精力和热情时，心情会好很多。身心愉悦了，人也会变得更美，这对更年期女性有着重要的参考意义。

02 合理安排工作和家务，放松身心

[大夫的话]

工作和家务是生活的两大要素，经常会有人抱怨辛苦，厌恶工作和家务的繁重，不愿因此变成"黄脸婆"。更年期女性更加禁不起折腾，更应合理安排工作和家务，放松身心。

[真实案例]

白领谢女士最近很郁闷，她先生一直有很封建的大男子思想，认为做老婆的就应该做牛做马、任劳任怨，这样的话，她看不了电视、上不了网，就更别提学习了。再加上更年期的症状，她越来越觉得烦躁不安。

爷爷建议她和先生仔细谈谈家务的问题，如果真的爱她，就应该分担她的辛苦，参与家务。尽管她先生开始不太情愿，但一段时间后他发现并不是那么辛苦，并且夫妻一起做家务，别有一番情趣，两人感情也越来越好。

[典型表现]

心烦气躁、愤怒、失眠，严重的会出现抑郁的症状。

🔍 ［影响成因］

　　人不是机器，不能过度操劳，更年期的女性是如此。而家务过重可能就会引发各种毛病。家是夫妻共同所有的，家务当然也是。根据心理学调查得出，女性单独承担家务时，她们会感到沮丧，并且会认为爱侣不爱她。更何况，更年期的女人更需要呵护和关爱，因此爷爷建议合理安排工作和家务。

⚛ ［调理方法］

　　更年期的女性更加脆弱，要尤其注意减轻压力，合理安排工作和家务，尽量保持轻松心态，把生活琐事变成生活的调剂，才能微笑面对生活。爷爷给出下面一些建议：

　　1.将家务分工，减轻女性的压力

　　根据男女生理的特点，进行分工互补。当然最重要的是要以理服人、以情感人。只要感情好，又有什么介意的呢？双方相互配合，分工合作就可以解决任何问题！

　　2.工作只属于办公室

　　尽量不要将工作带回家中，家不是办公室，公私要理清。下班前列一个清单，确定工作的缓急轻重，留有充足的时间来完成任务，不必在工作之余担心。

　　3.音乐是最简便的放松方法

　　找到喜爱的音乐，准备晚餐、支付账单或洗衣服时听一听，再累再烦也不觉得了。

　　4."撕裂"烦心事

　　写下工作当中遇到的困难，一口气让它粉碎，你马上就可以感到放松。

　　5.静坐养神

　　随时可以花上几分钟闭上眼睛深呼吸，将新鲜空气吸入腹部，将废气彻底呼出。这样就可以清醒头脑，卸下工作的压力。

03 每天保障充足高质量的睡眠

［大夫的话］

　　睡眠对于大脑健康是极为重要的，不佳的睡眠无法解除大脑的疲劳，严重的可能影响大脑的功能。更年期的女人经常会遭遇睡眠障碍的情况，夜里翻来覆去，可能还伴随盗汗、潮红现象。这进一步会影响白天的精神，干扰正常的生活习惯。

［真实案例］

　　张先生是一位重体力劳动者，整天辛苦工作后回到家，最想的就是能好好休息，恢复体力，为明天的工作做好准备。然而现在一回到家，妻子一脸倦容，心情低落。所以张先生不得不拖着疲惫的身体忙活家务。即使如此，妻子的身体还是常出问题，感冒不断，不时地哭诉身体疼。到了晚上更是觉也睡不好，不时地抽搐。张先生就找到了爷爷咨询。

　　爷爷得知这个情况后，明白这是更年期睡眠不好造成的，向他推荐了一些促进睡眠的方法，之后他妻子果然好了。

🩺 ［典型表现］

感冒、疲倦、肥胖、忧郁、潮红、内分泌紊乱、月经不调、纤维肌痛、夜间肌阵挛病。

🔍 ［影响成因］

女性进入更年期后，体内雌激素降低，导致体温调节失控，同时使得血管舒缩，发生潮热和盗汗，这些都会造成睡眠障碍。而睡眠障碍反过来导致抑郁和焦虑，加剧了内分泌的失调，形成恶性循环。

⚛ ［调理方法］

睡眠对更年期的女性影响重大，因为这一阶段里，女性的各方面都要进行调整，以适应身体机能的变化。更年期睡眠不好就会很容易造成内分泌失调，快速衰老。那么，又应该如何获得良好的睡眠呢？

爷爷对更年期女性提出以下建议：

1. 选择正确的时间

最佳睡觉时间 21 点到第二天 5 点之间，此时睡眠能够保持一个最好状态，可修养百脉。没有好的睡眠，第二天少阳之气就不会升起，人就无神。

2. 晚餐别吃过饱

晚上吃太多会造成胃肠不能放松，一直在消化。这种紧张的信息传到大脑，就容易让人失眠。

3. 睡前不要饮酒

酒精刺激交感神经，容易让睡眠不深，睡前如果有酒精不能分解，也会损坏人的神经系统。

4.睡前泡个温水澡

最好选择 38℃到 40℃之间的温水，慢慢温暖身体。事实也是这样，泡澡后不需 1 分钟就能睡着，而且睡眠效果也很好，因为在泡澡后体温逐渐下降，有益于睡眠。

5.睡前拉伸活动

睡前拉伸有利于控制体温变化，可以先慢慢拉伸手足部，使身体微热即可。做操后体温慢慢下降的时候马上睡觉，就能有一个好觉。

04 戒除抽烟、喝酒等 不良习惯

〔 大夫的话 〕

人到中年，压力也大了，烦心事儿没法解决，就想靠吸烟喝酒来麻醉自己。不少更年期的女性朋友也是这样，但她们却忽略了烟酒的巨大危害，造成了不良的后果。

〔 真实案例 〕

刘女士是一位全职家庭主妇，本来日子过得相当滋润。但近来先生的生意失败使家庭收入大幅下降，夫妻俩也开始经常吵架。刘女士"捡起"了戒了很久的烟酒，借此麻醉自己。虽然后来先生在朋友帮助下，生意又重新兴盛起来，但刘女士的烟酒习惯却留了下来，身体也变得越来越差，还得了胃病。先生也劝她戒了，可她始终不改。

爷爷知道了，对刘女士的行为表示非常不赞同。更年期女性的身体状况本就脆弱，吸烟喝酒只能加重更年期综合征的情况。

［典型表现］

过量饮酒会造成女性性功能障碍，进而可能导致糖尿病、高血压等病症，有时可能引起痛经等症状。而吸烟会造成感冒、肺部疾病、心血管疾病、致癌、骨质疏松等疾病。

［影响成因］

吸烟时身体会吸收多种有毒物质，其中焦油会影响到整个呼吸系统。而一氧化碳则会和血红蛋白结合，降低血液氧含量，从而使心血管收缩，引发心肌梗塞。另外，烟雾进入体内后可致使大量自由基产生，导致癌症和许多慢性病，如骨质疏松等。这些对更年期女性来说会更严重。

不当饮酒是更年期的禁忌，这会影响维生素的吸收，损伤肝部，机体由于代谢酒精而使性激素的代谢受阻，从而出现月经不正常、下阴干燥等症状。此外还可能造成大脑永久性损伤，引起性功能障碍和并发疾患，如糖尿病、高血压、尿道感染等。

［调理方法］

爷爷对更年期女性对此有以下建议：

1."戒烟酒从今天开始"，下定决心，制订计划，立即执行。

2."没收作案工具"，烟具全部丢掉，酒都锁起来。

3."女人是水做的"，吸烟饮酒不如喝水。喝水会将"挤出"体内的尼古丁，会使你脱离对酒精的依赖。

4."饭后一支烟"不如饭后散步走。充分休息，饭后散步，生活要有规律。

5."打到一切反动派"，做好思想工作。不断提醒自己，再吸就前功尽弃，烟瘾、酒瘾来时，做深呼吸活动，或嚼无糖分的口香糖，也可立即淋浴让自己清醒一下。

6."心静自然凉"，让自己安静下来。吃多种维生素 B，安定神经，不需要香烟和美酒的刺激。

05 采用淋浴进行保健，促进新陈代谢

👨‍⚕️ 〔大夫的话〕

　　爱美是女人的天性，到了更年期这样一个时期，抵抗力下降，女性衰老速度加快，皮肤开始松弛，色斑积累增多，更应该加强保养。淋浴就是一个很好的方法，促进新陈代谢，保持女性的美丽。

🏥 〔真实案例〕

　　张女士是一名四十多岁的退休女性，尽管到了更年期，然而平时仍十分爱美，每天都要仔细地打扮自己。由于平时劳动辛苦，张女士每天都要用泡热水澡来缓解劳累。但是最近，张女士非常苦恼，脸上长了许多痘痘，色斑也越来越多，皮肤也变得暗淡松弛，下体发炎，心情也变得很差，晚上经常睡不着，这又加重了她的皮肤问题，使她更加烦躁，经常对家人发火，生活受到极大影响。

　　张女士来向爷爷征求意见，爷爷分析后建议她不要盆浴，改用淋浴后好了很多。原来，张女士的村子有许多矿厂，空气中污尘较大，盆浴时，污尘积累在浴盆里，致病菌随水钻入毛孔，进入体内导致妇科炎症和皮肤状态变差。

📠 ［典型表现］

皮肤松弛、生痘、下阴炎症、易怒等。

🔍 ［影响成因］

女性到了更年期，体内激素含量变化，内分泌失调，影响各个器官机能，身体抵抗力下降，肌肤内环境失衡。如果没有恰当的洗浴方式来促进新陈代谢，皮肤就会变差，妇科炎症就会爆发，而盆浴对更年期女性恰恰就是不健康的。因此，选用淋浴较好。

⚛ ［调理方法］

既然更年期女性需要淋浴来促进新陈代谢，那么又有哪些需要注意的呢？爷爷给出以下一些建议：

1.选择合适温度的水

淋浴不只是洗去污垢那么简单，它还有着保健养生的作用。不同的温度保养作用不同，应根据需要选择。10℃到20℃的冷水可以促进新陈代谢，增加皮肤弹性；38℃到42℃的热水可以使血管扩张，促进血液循环，有助睡眠；32℃到36℃的温水接近身体温度，可以使皮肤迅速适应，有益心肺。

2.淋浴顺序要正确

先洗脸再洗身体最后洗头，先洗脸防止污垢趁毛孔扩张时进入，再洗身，让汗污随蒸汽挥发，最后头发已充分滋润，可以洗得更干净。

3.选择合适的时机淋浴

饭前洗增加食欲，饭后洗不利于消化，酒后洗影响肝功能，不利解酒，经期洗易感染。

4.淋浴时大口呼吸

淋浴时大口呼吸有利于排除体内毒素，避免便秘，使皮肤光洁。

06 多听抒情的音乐，有助放松心神

⚕ 〔大夫的话〕

音乐可以使人放松，改善心情，帮助镇静，让人体会到幸福快乐的感觉，有益于身心健康。更年期的女性更不应忽视音乐的妙用，借助音乐来调节心情，使身体放松，保持一个健康的心态。

📋 〔真实案例〕

赵大姐是一名下岗女工，今年四十多岁，女儿在外地上学，丈夫工作很忙，每天就自己一个人在家。赵大姐常常感到孤独无聊，在家里不是看电视就是上网，么么就是购物，买了一堆用不着的东西，借此来消磨时光。可赵大姐家里经济情况并不好，这样一来生活更加紧张了，赵大姐因此感到内疚，心情一直低落，渐渐变得有些抑郁，精神变得恍惚。

赵大姐一家来找爷爷帮忙，爷爷根据她的情况，建议她多听音乐，多放松。不久后，赵大姐终于摆托了寂寞，迷上了音乐，还参加了小区的歌唱比赛，生活也多姿多彩了。

寂寞、失落、抑郁等症状。

〔影响成因〕

　　人需要一些活动来充实自己，满足精神上的需求，更年期的女性也是如此。而更年期女性很有可能处于子女外出上学，丈夫在外上班的孤独状态。调查得出，女性更加感性，孤独更可能摧毁她们的精神，破坏心理健康。更何况，更年期的女人由于身体内的环境改变，更加脆弱。因此爷爷建议她们多听抒情歌曲让她们身心放松，心神宁静。

〔调理方法〕

　　更年期女性可以借助音乐来调节身心，获得安静的心态。那么，我们又应该如何利用音乐，才更有效？针对更年期的特点，下面爷爷给出一些建议：

　　1.挑选情感积极的抒情歌曲

　　昂扬向上的音乐可以鼓舞人心；优美舒缓的音乐使人愉悦，缓解紧张情绪，调节神经系统；不听太过消极的音乐，避免感染消极情绪；不听太激烈的摇滚乐，避免紧张。

　　2.听旋律性强的抒情歌曲

　　健康的音乐往往有着淳朴自然的旋律，给人美的感受。人在欣赏音乐，身体内的器官也会随着共振，因此旋律必须自然和谐，否则危害健康。

　　3.选择合适的设备

　　不同的设配音乐效果不同，如果选用不当的设备，不仅感受不到音乐的美妙，还可能损伤耳朵，有害健康。

　　4.音量不要太大

　　抒情歌曲的情感是细腻的，只有用小的声音才与此相协调，才可以充分领会其中的情感，声音太大也会伤耳朵，干扰神经的安定。

07 多参加慢跑或者 饭后散步

👤 [大夫的话]

一些女性到了更年期，许多琐事缠身，渐渐感到对很多活动失去兴趣，整日闷在家中。这种生活方式不仅不利于女性的生理健康，还会进一步加重女性的心理负担。因此不管多忙，女性们都不要忘记出去走走，慢跑或散步就是一个最简单的选择。

[真实案例]

魏女士是一名家庭主妇，正值更年期，由于是外地远嫁来的，魏女士在当地没有什么亲戚朋友，常常感到无聊，每天忙完家务就待在家里看电视剧，经常一坐就是几个小时，一动不动。时间一长，魏女士的身体也越来越差，感冒发烧不断，心情也渐渐变得十分消极。

爷爷得知她的情况后，建议她多参加慢跑或饭后去散散步。魏女士照着做了之后，情况好了很多，人也变得开朗了。

🩺 ［典型表现］

易感冒、皮肤变差、视力下降、肥胖或削廋、常感到抑郁、失落、孤独等。

🔍 ［影响成因］

女性在"更年期"时，容易抑郁低落。如果老是待在家里，不良情绪长期累积，进一步危害女性身心健康。而慢跑或饭后散步不仅可以锻炼身体、改善心肺功能、促进消化、增强体质，还可以贴近大自然、呼吸新鲜的空气、舒缓情绪，另外也可能结交一些朋友，丰富生活。

⚛ ［调理方法］

既然慢跑和散步对更年期女性有着极大的益处，那么又该如何发挥它们的最大功效呢？下面，爷爷给更年期女性介绍几个需要注意的细节：

1. 选择最佳时间

最好在早上七八点钟时慢跑，此时空气最新鲜。天已足够亮，温度也没有太高，十分适合运动。而晚上饭后半小时再去散步，则更有益于消化，人也较多，比较安全。

2. 把握好限度

每星期慢跑 3 次，每次 30 分钟即可，速度也不要过快。散步同样要适量，别让自己太累。

3. 避开不宜条件

天气太冷，雾气太重，沙尘太大，不适宜慢跑和散步，这时还是待在室内避免吸入过多致病物质。如果身体不适，也不要勉强自己，一切为了健康。

4. 配合正确的呼吸方法

慢跑时要用口鼻一起呼吸、因为此时人体氧气需求大，产热量高，口鼻兼用可以避免呼吸肌疲劳，快速散热。散步时要深呼吸，使头脑清醒，促进新陈代谢。

5.姿势要正确

慢跑时身体放松，不要含胸驼背，避免摇晃起伏过大；步幅适宜，避免关节和肌肉受损；脚步平稳，不八字脚，避免给膝盖太大压力；手部自然摆动，不要僵硬或乱动。

08 试试瑜伽，可以修身养性

👩‍⚕️ ［大夫的话］

更年期的女性或多或少都有着健康上的问题，也几乎都会有着心理上的烦恼。这应该引起我们的重视，积极应对并快乐地度过更年期。瑜伽是近期风行全世界的一种保健的方法，学习做瑜伽，这对更年期女性是十分有益的。

📁 ［真实案例］

陈大姐今年四十多岁了，由于没有工作，每天都要找几个好友打麻将。一打就是一整天，有时还会打通宵，闹得家人也休息不好。夫妻两人经常吵架。没有多久，陈大姐就打不了麻将了，她手脚酸痛，颈肩肿胀，头痛异常，还有些驼背了。这使陈大姐更加苦恼，情绪低落。

陈大姐的女儿把她的情况告诉爷爷后，爷爷根据她的情况，推荐陈大姐去报个班学习瑜伽，既能够打发时间，又能够帮助改善身体状况，塑造体形。之后，陈大姐的情况好转了很多。

〔 典型表现 〕

感到无聊、心烦气躁、易怒、失眠、抑郁、厌倦等特征。

〔 影响成因 〕

更年期女性情绪波动大，如果没用好的方法来缓解情绪问题，而采用不健康的方式，反而会损害身心健康。而瑜伽是一个非常好的修身养性的方法，它不仅教人微笑放松、平静心境，还可以松弛筋骨、矫正身形，促进健康，有助女性顺利度过更年期。

〔 调理方法 〕

爷爷建议更年期女性做瑜伽时，尤其要注意以下几个问题：

1. 尽量不要自学，报个瑜伽班

瑜伽的动作看似简单，实则有许多要领，这不是自己看书或视频就可以完全掌握的，并且动作如果做得不对，反而还会对身体造成不良影响。与他人一起学也会更有趣。

2. 不要好胜求急，循序渐进地练习

瑜伽是一种注重平衡、全面的运动，需要用心慢慢品味动作，还要与心意相协调，这就要和缓地进行练习，达到身心平衡。

3. 练前要充分热身，避免受伤

热身可以使体温升高，血液运行良好，保证肌肉柔韧度，不易受伤。

4. 不要过度练习

每个星期练习3次最好，使肌肉得到休息的机会。

5. 配合呼吸要到位

用鼻子呼吸，保证气体的清洁和温暖，充分放松，使呼吸自然，与动作的运行相协调。

6. 练前不要进食，可喝适量的水

瑜伽可以对内脏进行按摩，促进肠道蠕动，水则可以起到润滑作用。

09 多游泳，保养子宫和卵巢

📋 〔 真实案例 〕

　　刘女士的先生是一位富商，经常需要在外应酬，不得不面对一些外面的诱惑。刘女士是一位富有魅力的女士，然而更年期以后，刘女士皱纹增多，脸上色斑也开始多了。身体皮肤也变差了，对夫妻生活也少了兴趣。刘女士越来越疑神疑鬼，对丈夫的行踪查得越来越紧。她先生对此不胜其烦。刘女士更是整天心情抑郁，十分烦躁。

　　爷爷了解刘女士的情况后，建议她去学游泳，能够塑造体形，也能帮助刘女士恢复自信。结果不久后刘女士变得更加美丽健康，还更自信开朗了许多。

[典型表现]

身材变差、皮肤松弛、气色差、性功能下降、子宫炎症、心烦气躁、疑心重等特征。

[影响成因]

女性到了更年期，卵巢衰退、雌激素剧减、内分泌失调，很容易使得皮肤变差、身材走样，性功能也会受到影响，进而破坏心理的健康状态。

[调理方法]

游泳可以锻炼女人全身肌肉，塑造美妙身形，紧致肌肤，按摩腹部，保护子宫健康，还可以放松心情，怡养心性，是更年期女性的绝佳运动方式。

下面，爷爷给更年期女性们介绍几个游泳小细节：

1. 不要在不适宜游泳的情况下游泳

饭前饭后都不要游泳，饭前体力不够，易出现意外，饭后影响消化；剧烈运动后游泳易得感冒；经期不要游泳，女性的开放式生理结构会更易感染。

2. 最好是蛙泳或蝶泳

这种游泳方式会锻炼到大腿及盆腔的肌肉，可以帮助固定子宫，预防直肠、膀胱下垂，也可以提高性功能。

3. 选择卫生的设施

不要在不卫生的地方游泳，避免皮肤病及妇科病的传染，在游泳池边坐时，要垫上浴巾。

4. 把握好限度

不要游太长时间，精力的下降会很危险，长时间泡水也会使皮肤肿胀损伤。

5. 游泳前要做好热身活动

热身使身体温度升高，血液运行顺畅，避免遇冷水抽筋发生意外。

10 多跳舞，简单动作益处大

🧑‍⚕️ ［大夫的话］

　　女人几乎没有不在乎自己的身材和脸蛋的，然而随着时间的流逝，女人不可能总是保持着年轻时的青春靓丽，这时女人可以因气质和韵味而美丽。跳舞就是这样一种能帮助更年期女士保持魅力的运动，它不仅可以使女性获得健美体态、修炼优雅气质，还可以锻炼身体、拥有健康的身体。

📋 ［真实案例］

　　孙女士是一名离异人士。人到中年，家庭破碎，孙女士心情十分低落，整天闷在家中，对很多事情都失去了兴趣。无聊时就吃些零食解闷，也不爱运动，体重迅速增加，身材走样。长时间的独处也让孙女士的人际交往能力下降，性格也变得越来越孤僻。

　　孙女士的朋友来向爷爷征求建议，希望可以帮助孙女士走出困境。爷爷推荐她多去跳舞，这样既可以锻炼身体，又可以多交朋友。孙女士接受了爷爷的建议去报了一个舞蹈班，一段时间后，孙女士性格开朗很多，身体也更加健美，气质也优雅了起来。

[典型表现]

孤独、烦闷、抗拒交往、体重增加等特征。

[影响成因]

更年期的女性由于体内激素含量的变化，情绪容易剧烈变化，表现消极情绪。而跳舞不仅可以结交更多朋友、丰富生活，起到愉悦身心的作用，还可以锻炼身体、塑造美好体形，有效应对更年期的多种困扰。

[调理方法]

跳舞对更年期女性是一个非常好的运动方式，要想充分实现它的效用，还有一些事情需要注意。下面就是爷爷的一些建议：

1. 选择合适的舞蹈

舞蹈有很多种，有的舞蹈过于激烈，要求很强的力量和极快的速度，这样的舞蹈对更年期的女性就不太适合，因此，最好选择节奏和缓、幅度适中的舞蹈。

2. 充分做好跳舞的准备

跳舞前要热身，使身体热起来，避免受伤；跳舞前不要饮酒，酒会影响机体的协调性；跳舞前不要大量进食，避免影响消化功能；穿戴好所需装备，让自己进入跳舞的状态。

3. 跳舞后不要大意

舞后一段时间内，肌肉仍处于紧绷状态，容易造成损伤，要按摩肌肉，使其放松；舞后不要为了凉爽而裸露过多身体，以免着凉。

4. 留意跳舞之外的事情

舞蹈本身可以让人快乐，因舞蹈而结交到的一些志趣相投的朋友也会让人开心，心情愉快了，身体也会更健康。

11 定期进行穴位按摩，缓解更年期症状

🧑‍⚕️ ［大夫的话］

　　穴位按摩以中医理论为基础，主要通过按摩刺激经络穴位达到放松肌肉、缓解压力、改善身体机能、调节情绪、维持身体健康的效果，更年期女性的许多生理和心理问题都可以通过穴位按摩加以缓解。

📋 ［真实案例］

　　童女士是一家电子厂的女工，每天都要加工处理成百上千件的产品，从早上 8 点工作到晚上 7 点，工作十分辛苦。这种繁重的劳动对年轻人来讲都是难以忍受的，但更年期的童女士迫于生活的压力不得不坚持下去。长时间的累积使童女士腰椎、颈椎酸痛，腿脚经常麻木无力、痛苦难忍，情绪也长期处于烦躁的状态，生活受到了极大困扰。

　　不久前童女士向爷爷寻求建议，爷爷根据她的经济和年龄情况，推荐她去做中医穴位按摩。后来童女士学会了一些按摩方法，每天休息时都要给自己按摩，很快童女士的问题得到了很大缓解，连心情都好了很多。

🩺 ［典型表现］

烦躁、腰（颈）椎病、肌肉、关节酸痛等特征。

🔍 ［影响成因］

更年期的女性卵巢退化，性激素分泌减少，进而影响全身的神经系统及骨骼。如果这时候，加上过多外界压力刺激，就会明显表现出关节和肌肉酸痛的症状。而穴位按摩不仅直接舒缓肢体痛苦，还可以刺激改善内分泌，从根本上解决更年期的酸痛困扰。

⚛ ［调理方法］

穴位按摩不仅可以舒缓肌肉、疏通骨节、促进血液循环、改善身体健康，还可以缓解压力、调节情绪，对更年期女性具有极好的作用。爷爷为了让大家对穴位保健有个更好的了解，发挥其最大作用，给出以下建议：

1. 详细了解穴位按摩相关知识

穴位按摩知识博大精深，不同的穴位对应不同的部位，不同的手法具有不同的效用。不管是让他人给自己按摩，还是自己给自己按摩，都应该对这些有着清楚的认识，这样才能对症下药，取得良好的效果。

2. 做好穴位按摩的准备

按摩前要使身体热起来，促进血液循环，加强按摩的效果；按摩前一个小时不要过多进食，避免影响血液的运行；最好选在早上或晚上进行，早上提神，晚上助眠；身体放松，力量要适中，不要过度刺激；配合食补、气补，达到最佳效果。

3. 避免不宜情况

若皮肤不适、贫血，不宜按摩；若有内出血等情况则不应按摩，以免伤情严重；如果处于月经期间，则应等月经过后在进行穴位按摩。

12 每天早晨静坐养生

🗂 ［真实案例］

　　陈女士是一名编辑，今年 42 岁。每天的工作繁忙而艰巨，需要在极短的时间内处理大量的稿件。陈女士承担着极大的责任，必须保持极高的工作效率和专注程度。然而陈女士最近身体却不好，经常生病，感冒发烧，上火咳嗽，各种小病不断，十分影响工作，出了许多错。这使上司对她十分不满。陈女士对此非常苦恼，情绪压抑。

　　陈女士找到爷爷，希望爷爷能给她一个既不耗费太多时间、又能够有很好效果的养生计划。爷爷根据她的情况，建议陈女士可以通过早上静坐一段时间来呼出浊气，让自己更加精神。陈女士照做一段时间后，感觉身体确实好了不少，也更有精神了。

〔典型表现〕

抵抗力下降、易感冒发烧、易疲劳等特征。

〔影响成因〕

抵抗力的高低体现人体抵御外界病菌的能力，而这也受体内神经和激素调节的控制。当更年期女性的体内环境发生巨大变化时，抵抗力会下降，进而容易患病。

〔调理方法〕

静坐是一种古老的养生方式，经过无数人的验证，静坐具有强身健体的作用。静坐看似简单，实则有许多需要注意的地方，尤其是对更年期女性，爷爷给出以下建议：

1. 注重静坐的呼吸方式

静坐时要用腹部呼吸，使呼吸更具深度，充分排出污浊，吸收精气；呼吸要有节奏，一吸一呼，要有规律。

2. 关注静坐时的内在感受

静坐时要足够安静，身体要放松，精神要专注，充分发挥自己的想象，控制自己的身体，仔细地感受内在的变化，从而实现经络的通畅。

3. 选择合适的时间地点

最好是天亮前和夜静后，此时环境安静，容易入神；每日两次，每次 20 分钟左右；选择通风，明亮，安静，干燥的地方，排除外界的干扰。

4. 保持良好的姿态

静坐时，左手放于右手之上，手心向上放在小腿上，闭眼合嘴，姿态要充分放松。

5. 坚持

静坐是一种和缓的养生方式，如果没有长期的坚持，不会有明显的效果。

13 有意识地食用补充雌激素的食品

[大夫的话]

女人之所以有着女性的特征和魅力，从根本上讲就是雌激素作用的结果。雌激素不仅能帮助维持女人的第二性征、调节月经等一系列生理活动，也与女人的美丽有重大关系，促使皮下脂肪的堆积、保持皮肤的柔嫩细腻，还控制着骨中钙的吸收。因此，更年期女性应有意识地食用补充雌激素的食品。

[真实案例]

程女士是一名全职家庭主妇，先生工作待遇很好，孩子也已经读中学，家庭生活轻松愉快。但程女士却有一件心事，自己近期总是月经不调，身上毛发过多，身体也越来越干瘦，皮肤更是越来越干燥，皱纹越来越多。程女士因此总是担心先生会出轨，每天疑心重重，不断追问先生的行踪，先生不胜其烦，与程女士的矛盾越来越大。

程女士向爷爷询问办法，爷爷分析了她的情况后，认为程女士是更年期雌激素减少后引起的这些症状，建议她补充雌激素。程女士注意饮食，多吃了不少能够补充雌激素的食品，坚持一段时间后就有了改善。

〔典型表现〕

月经不调，不来月经，多毛，干瘦，皮肤干燥、衰老等。

〔影响成因〕

女性进入更年期后，卵巢萎缩，雌激素分泌减少。雌激素水平下降导致妇女骨质增生、月经失调、第二性征衰退、皮肤干燥老化。

〔调理方法〕

雌激素对更年期女性非常重要，补充雌激素是非常必要的。补充的方法有许多种，其中没有副作用，最为健康的一种方式就是食补，多吃可以补充雌激素的食物。下面爷爷就给出一些具体的建议：

1. 多喝水

女人是水做的，水对女性有着巨大的作用，不仅可以补充水分、促进排汗、促进新陈代谢，还可以调节内环境、改善内分泌、增加雌激素的分泌。

2. 早上一杯豆浆

豆浆是中国人传统食品，含有多种营养物质。豆浆中含有一种"大豆异黄酮"的物质，这种物质被叫作"植物性激素"。它可以在人体雌激素不足时转化为雌激素，维持雌激素含量的平衡。

3. 喝杯蜂王浆

蜂王浆是由雌性蜂分泌加工而成，含有雌激素，可以弥补雌激素的不足；此外蜂王浆还含有多种氨基酸和维生素，具有驻颜作用。

4. 同时注意补充维生素 D

维生素 D 可以辅助雌激素的合成，牛奶和鱼就是不错的选择。

14 保持适当的性生活

〔 大夫的话 〕

性生活是成年人不可或缺的活动，是生活的一部分。性生活不仅可以增进夫妻感情，使人感到幸福愉悦，还对身体健康起着巨大作用。因此，更年期的女性仍然需要性生活的滋润。

〔 真实案例 〕

刘女士最近十分烦恼，经常对家人朋友发脾气，一点小事就会让刘女士唠叨半天。晚上还经常睡不着、月经十分不规律，面色也是非常暗淡、没有光彩，看起来比实际年龄要衰老一些。刘女士一直不清楚自己为什么总是觉得烦躁，她发现自己经常发火，对先生也是越来越看不惯，总是与先生争吵不断，心情也处于低谷。

爷爷了解刘女士的情况后，与她闲聊中得知她已经很久没有性生活了。结合她更年期的年龄，爷爷明白刘女士的病因，建议她要有正常的性生活。刘女士按照建议做了一段时间后，情况好转许多。

🩺 ［典型表现］

烦躁，抑郁，失眠，月经不规律，加速衰老等。

🔍 ［影响成因］

性生活的过程本就是身体调节的过程，性生活中各种激素的分泌、神经系统的行为都是更年期女性必不可少的，这可以缓解更年期性器官功能变化带来的一系列问题。

⚛ ［调理方法］

既然性生活对更年期女性有着巨大的作用，那么又有哪些需要注意的地方呢？爷爷就此给出以下建议：

1. 避免不适宜情况

女性月经期间，性生活会易感染；大病初愈、过度疲劳、醉酒后都不宜房事。

2. 选择合适的时机

这个时机是因人而异的，但应是一个双方都方便、都有兴趣的时候，一般认为是晚饭后两个小时入睡之前最为合适。

3. 频率应适度

性生活必然不可缺少，但过多也对身体健康不利，会耗费过多体力，影响正常生活和工作。

4. 提高性生活的质量

人到中年，夫妻双方很有可能对性失去兴趣，这时就应该增加性生活的新鲜感。以通过观看相关影片，学习模仿相关情节，还可以增加趣味性，多尝试不同的方式和地点。

第 五 篇

five

更年期护什么：

守护更年期肌肤，你依然很美

01 别以为更年期就代表"老了"

[大夫的话]

　　想必女性朋友们一定是谈"更年期"色变吧！这个词儿几乎成了嘲笑讽刺可怜的象征,几乎大多数的女性朋友们都认为"更年期"就意味着"我们老了"。但是,爷爷要告诉大家,"更年期"不等于"我们老了"！

[真实案例]

　　每个人身边都不会缺少看上去比实际年龄年轻很多的女性朋友吧！周阿姨就是其中的一位。平时见到周阿姨,她都特别热情快乐,一点都不像五十多岁的人。

　　周阿姨平时特别喜欢和周围邻居一起跳跳舞、唱唱歌,去年还被评为了"社区先进个人"。周阿姨心胸特别宽广,什么事情都放得下,记得上次周阿姨和丈夫闹了小别扭,第二天周阿姨就像什么事没发生一样,和丈夫有说有笑地散步。所以周阿姨每天看上去都精神焕发、喜气洋洋的。

　　爷爷经常告诉前来问诊的更年期阿姨们,保持每天心情的愉悦是最简单也是见效最快的方法，从内而外，心态年轻更美！

〔 典型表现 〕

一到更年期就觉得自己老了，做什么都提不起精神。

〔 影响成因 〕

我们平时所说的"老"通常是指身体方面的衰老，比如卵巢衰退，心慌乏力、腰酸背痛以及心血管问题等，我们常常忽略了自身的情绪给身体带来的负面影响。不良的情绪不仅会影响我们的身体，还会影响我们的心理和日常生活。

〔 调理方法 〕

身体的变化我们很多时候无能为力，只能任其自然变老，但是心态是我们自己可以调节的，"笑一笑，十年少"说的就是这个道理。爷爷常说，女人40 ~ 50岁是一生的"黄金时段"，如果把女性的一生比作四季的话，这一段时间就是硕果累累的秋季，充满成熟的韵味。要想保持一个好的心态，还要靠自己的调节。经过更年期这一个过渡期，女性的身体会慢慢适应，所以大家不必要太紧张，乐观面对，活出自己的风采。爷爷也为女性们提供了一些最基本的调节方法。

1. 经常参加文娱活动，多与朋友联络。保持一颗童心，养成积极乐观的心态。

2. 保证充足的睡眠可以让身体得到充分的休息，对皮肤也很好哦。

3. 每天听听音乐舒缓心情，轻音乐、古典音乐、戏剧都是不错的选择。

4. 渐渐培养一个自己的兴趣爱好，比如散步、画画、书法、跳舞等，既可以消遣时间又可以陶冶性情。

02 更年期不用护肤？
那是大错特错

📋 ［真实案例］

　　今年才 45 岁的周女士就开始出现了更年期的一些症状，最让她受不了的就是她的皮肤去年就开始暗黄干燥，眼角开始出现皱纹。作为一名企业高管，光鲜亮丽的外表是最基本的，可现在不管换了多贵的护肤品都没效果。最近她为此闷闷不乐，不知怎么办才好。

　　爷爷建议周女士要从三方面做起，一是日常生活要多吃水果蔬菜，补充维生素，多喝水，排毒补水；二是保持愉快的心情，皮肤的美要由内散发，好的心情可以让整个人都闪闪发光；三是要做好日常的皮肤保养和护理。听取了这些建议，周女士照做了一段时间，皮肤果然好多了。

♗ ［典型表现］

皮肤粗糙、暗黄、缺水，出现皱纹、色斑。

♐ ［影响成因］

皮肤会随着年龄的增加而老化，特别是进入更年期以后，皮下脂肪逐渐变薄，使皮肤渐渐失去弹性，一旦缺水严重，皮肤就会出现松弛和皱纹。

另外，皮脂腺和汗腺对皮肤也会影响，它们的衰老会使皮脂和汗液减少，没了这两者，皮肤就会渐渐失去光泽。

❀ ［调理方法］

爷爷说，虽然更年期以后我们的皮肤会变老，但是日常护肤必不可少！平时正确地护肤和保养方法会有效阻止皮肤的衰老速度。

护肤品的选择并不是越贵越好，一定要根据自己的肤质选择适合的护肤品，不管皮肤什么问题，一定要对症下药，缺水就要补水保湿，皮肤太油就要控油，有色斑可以考虑祛斑等。

同时要注意内外调理，双管齐下，外在护肤固然重要，正确的饮食习惯同样对皮肤护理有很大作用，拒绝烟酒、咖啡等刺激性饮料和辛辣、油腻的食物，多吃新鲜的水果蔬菜、补充各种维生素才是王道。

03 补充雌激素吧，这样美容会事半功倍

 〔大夫的话〕

　　进入更年期以后，随着身体内雌激素的减少，女性的皮肤开始变得干燥、粗糙、暗黄，皮肤渐渐失去弹性和光泽，皱纹和老年斑也越来越多。如果女性朋友想有事半功倍的美容效果，不妨补充一点雌激素，它会让我们收到意想不到的效果。

〔真实案例〕

　　吴阿姨的更年期综合征症状比较严重，上次来找爷爷看病的时候爷爷建议吴阿姨最好补充点雌激素。现在三个月已经过去了，吴阿姨来找爷爷复查。没想到吴阿姨恢复得意外的快，最重要的是吴阿姨之前皮肤本来不好，现在皮肤又白又有光泽，连皱纹都少了许多，这让吴阿姨很惊喜。爷爷说，雌激素就是有这么大的功效。很多女性在更年期出现的问题，都是因为缺乏雌激素导致的，所以只要适当补充雌激素，就能从根本上解决问题。这下吴阿姨就不用再忧心忡忡地担忧自己的更年期症状了！

〔 典型表现 〕

皮肤缺乏弹性和光泽，皮肤干燥缺水，长斑和皱纹。这些肌肤问题都是雌激素减少惹的祸。

〔 影响成因 〕

为什么皮肤的变化会和雌激素有关系呢？原来，我们的皮肤上有许多雌激素的受体，这些受体负责接受雌激素，从而使皮肤深层细胞加速分裂，迅速补充老化细胞，使皮肤变得饱满有光泽。而更年期以后，雌激素减少，皮肤就得不到充足的雌激素，因此就开始出现种种问题。

〔 调理方法 〕

爷爷说，要想使美容效果事半功倍，补充雌激素必不可少。有专家发现野葛根含有丰富的异黄酮，可以调节体内雌激素水平，减缓皮肤衰退，经常食用可以使皮肤细腻光滑、有弹性。另外，亚麻籽、红薯、蜂王浆、花生酱等植物也可以补充雌激素，有美容养颜的功效。

但是爷爷提醒大家，如果通过药物而不是通过食物补充雌激素的话，一定要遵从医生的嘱咐，避免产生副作用。

04 不能忽视脸部强化护理的重要性

 [大夫的话]

如果问你一个人变老从哪里最容易让别人看出来？相信有90%的朋友都会说脸部的皮肤最容易出卖你的年龄。特别是当我们进入更年期以后，外部最直观的变化就是脸部肌肤的老化。因此，更年期的保养计划最重要的一项就是脸部的强化护理。

[真实案例]

今年46岁的江阿姨自己开了家小店，每天早出晚归，没时间护肤，所以皮肤衰老的比同龄的阿姨们快，脸上看上去特别疲倦。有时候需要在户外，免不了脸被晒得黑黑的，一天工作结束以后，江阿姨更是忙着上床休息，哪有时间护肤。

江阿姨有一次工作听到顾客说脸部护理的重要性，特别提到进入了更年期以后更要多下功夫。江阿姨看了看讲话那位阿姨皮肤细腻光滑，而自己却满脸粗糙，反差之大让江阿姨心里很不是滋味。江阿姨暗下决心：再不"臭美"就没有机会可以"臭美"了，无论如何，这次一定得好好护理皮肤！

🩺 ［典型表现］

　　脸部皮肤变干、变薄，皱纹渐渐增多，色斑也开始一点一点占据脸颊，虽然你平时也做护肤，但这还远远不够，脸上的种种变现提醒你——脸部护肤该强化了！

🔍 ［影响成因］

　　脸部皮肤的表现往往反映了身体内部的一些状况，女性也可以根据脸上的表现时刻注意自己身体的变化。但是，很多更年期女性往往忽略了这个问题，导致"治标不治本"，怎么护肤都没用。

⚛ ［调理方法］

　　脸部护肤工作做得好，对女性来说也是一件很有面子的事情，有没有觉得气色好可以让自己一天的心情都大好呢？这次我们就讲一讲脸部的按摩，这是护肤的一项重要措施。

　　平时没事的时候我们可以轻轻按摩脸部的皮肤，这样可以促进脸部血液循环，促进新陈代谢。按摩的时候可以配合热毛巾一起，也可以洗完热水澡以后敷个面膜，用手指按摩促进精华的吸收。另外，如果家庭有条件的话，去做专业的脸部护理，听一下护肤讲座都是不错的选择。

05 头发枯黄何来美

[大夫的话]

　　头发的状况不仅对个人形象产生影响，而且还反映出每个人的身体健康状况。一头乌黑光亮的头发更是万千女性梦寐以求的。然而，进入更年期，许多女性头发开始枯黄、分叉、掉发，自身形象更是大打折扣，自信心更是一去不复返。当女性朋友们头发开始出现各种状况时，一定要警惕——你的更年期来到了！

[真实案例]

　　刚刚 43 岁的王女士在一家国企上班，最近头发干枯分叉并且掉得厉害，还出现了一撮白发，这让王女士吓得不轻，于是就找了爷爷诊断。

　　经过爷爷的仔细诊断，爷爷了解到王女士工作的公司最近要裁员，正好她现在的职位有几个精神面貌不错、做事有很认真的年轻人在竞争，王女士对此感到压力很大。爷爷告诉王女士，最主要的原因是她在工作中压力过大，情绪不稳定，头发枯黄和脱发也是压力过大而反映在身体上的。爷爷还嘱咐王女士要警惕更年期的提前到来，梳理好自己的心情才能防患于未然。

⚕ ［典型表现］

头发枯黄、分叉、易断、掉发等。

⊘ ［影响成因］

头发枯黄主要是因为头发缺水导致头发脆弱、发尾分叉及干枯易断。不规律的作息时间，如熬夜晚睡和不健康的饮食方式，如暴饮暴食、吸烟喝酒等都会造成头发枯黄。对于更年期女性来说，雌性激素分泌不均衡、新陈代谢紊乱是导致头发枯黄的主要原因。

⚛ ［调理方法］

爷爷介绍了用手指按摩的方法，具体步骤是：

1. 提拉头发：十指弯曲，从前面发际线开始向头顶后方慢慢梳理，同时双手抓住发根，稍微向上提拉，提留 5 秒，此动作重复 30 次左右。

2. 指压头皮：双手指腹微曲，向下施力按压头皮，力度掌握在头皮微麻微痛的状态，从前向后顺次按压。

3. 每天坚持头部按摩，可以增加头部血液循环，使头发渐渐变黑变亮，减少掉发，一定要坚持做才有效果。

眼睛年纪，折射出
你的丽颜

👩‍⚕️ 〔 大夫的话 〕

　　俗话说得好"眼睛是心灵的窗户"，一双清澈明亮的眼睛
更是为自己的形象锦上添花。可是进入更年期以后，脆弱的眼
睛周围的皮肤往往最容易出现皱纹等问题。眼部的皮肤和面部
其他地方的皮肤是不一样的，需要特别的护理。

📁 〔 真实案例 〕

　　乔阿姨上次来找爷爷的时候是因为失眠多梦的症状，爷爷诊断的
时候看到了乔阿姨的黑眼圈和鱼尾纹。因此，爷爷建议乔阿姨抽时间
好好护理眼部皮肤，这可是女性最容易衰老的地方。

　　原来乔阿姨是因为近期睡眠不好，再加上平时饮食放盐比较重，
造成了眼部皮肤水肿的症状。乔阿姨回家以后开始注意眼部皮肤护理，
从饮食清淡入手，每天睡前正确卸妆，认真仔细涂眼霜。一个月过后，
再次见到乔阿姨的时候完全像变了个人一样，眼睛比以前有神多了，
看上去年轻了好几岁，这就是眼睛的魅力。

[典型表现]

眼部皮肤松弛、干燥、皱纹、黑眼圈。

[影响成因]

眼部皮肤最为娇嫩，也是最容易出问题、显老的皮肤。过于紧张、睡眠不规律、休息不足等，都可能让自己的眼部皮肤衰老。

[调理方法]

眼部皮肤护理得好，可以为自己的形象加分，相反，如果眼部皮肤总是出现问题，形象可就大打折扣了。难道你想时刻戴着墨镜来遮掩眼部问题吗？这总归不是长久之计，下面爷爷就教给我们护理眼部皮肤的方法。

不同的眼部问题要分情况对症下药，如果眼部有皱纹、松弛、干燥的话，就需要选择不同功效的眼霜，事实上根本没有全效的眼霜，如果想一次涂多种眼霜解决多个问题的话，眼部皮肤也吸收不了，因此要挑重点，哪个问题比较严重就先针对哪个问题。

如果眼部皮肤肿胀，则可以用冰毛巾或汤匙放在眼部肿胀的地方，轻轻按压十五分钟左右就可以缓解。平时也要注意不要用劣质的眼部化妆品，晚上一定要记得卸妆，特别是眼部的卸妆比较容易被忽略。

07 别让颈部肌肤出卖了你的实际年纪

🗄 [真实案例]

玫姨说："之前我没注意过脖子部位的肌肤，也没有特别的护理过，直到有一天我忽然发现脖子和脸完全不一个肤色，并且冬天的时候，脖子上还会出现皮屑，我才意识到脖子上的肌肤也很重要！"

宋姨说："进入更年期以后，加上工作压力大，经常熬夜，我发现脖子上的皮肤很容易松弛老化，但每次涂抹滋润霜也没见有什么改善，平时只能涂点粉底遮一遮，但这也不是长久之计呀！"

对于这些阿姨们的倾诉，爷爷有自己特殊的理解："其实对颈部皮肤影响最大的因素，不是没有涂护肤品保养，而是你日常不正确的动作习惯。"

🩺 ［典型表现］

颈部肌肤干燥、松弛，出现皱纹，起白皮屑、鸡皮疙瘩等。

🔍 ［影响成因］

爷爷告诉我们，平时的一些小习惯看上去没有什么不妥，其实对脖子影响很大。比如说，喜欢枕高一点的枕头；习惯歪着脖子夹着手机打电话；平时工作一坐就是几个小时，对着电脑或低着头，整个颈部得不到休息。这些不仅仅对颈部皮肤不好，更严重的是会形成各种疾病。另外，忽视颈部的保养也容易造成颈部肌肤衰老。

⚛ ［调理方法］

首先，我们需要把基础的清理工作做好。每天用温和的洁面乳清洁外部的灰尘，每周一次去角质，进行深层清洁，将角质膏涂在脖子上后轻轻揉搓按摩。

然后，可以用颈霜或者颈膜，也可以用脸部护肤品替代，轻轻拍打按摩促进吸收。

另外，鸡汤可以补充软骨素，猪蹄可以补充胶原蛋白，这两种食物都能增强皮肤弹性。

08 给更年期"成人痘"画上句号

👨‍⚕️ 〔大夫的话〕

　　大家可千万不要以为只有青春期才会长痘痘哦！其实，三十岁以后的女性，由于种种原因也会长痘痘，这种痘痘叫做"成人痘"，顾名思义，简单来说就是成年人长的痘痘。它与青春痘是不一样的：青春痘是因为油脂分泌旺盛导致毛孔堵塞，而成人痘多与压力和不规律作息相关。

📁 〔真实案例〕

　　41岁的胡女士是一家公司的白领，前几天和同事一起出去吃饭的时候，同事非常奇怪地问胡女士："咦，你下巴怎么冒出了这么多痘痘？"另一个同事开玩笑说："难道青春期又回来了？不会是焕发第二春了吧，哈哈哈！"胡女士听后有些尴尬，于是打电话咨询了一下爷爷。

　　爷爷问胡女士："最近工作压力太大，生活不规律吗？"胡女士肯定了爷爷的说法。爷爷又问了胡女士几个问题，经过诊断，终于告诉胡女士，这叫"成人痘"。这就是因为生活不规律造成的，爷爷安慰胡女士不用担心，注意休息自然就会好了。

🩺 ［典型表现］

成人痘多发生在都市白领，特别是混合性皮肤更为常见。一般来说，成人痘会在下巴、嘴巴附近的三角区域，额头和两颊并不多见。

🔍 ［影响成因］

其实成人痘的成因有许多方面，最主要有以下几个方面的原因：

一是因为更年期的女性体内激素发生变化，内分泌失调，影响了皮肤正常代谢，导致痘痘形成。

二是由于平时生活和工作压力太大，作息不规律，也会影响身体内分泌失调，体内积累了许多毒素排不出形成成人痘。

三是外部原因，比如说化妆太浓，卸妆不干净等影响了皮肤呼吸，堵塞毛孔形成痘痘。

⚛ ［调理方法］

爷爷根据成人痘的成因，推荐了几个调理方法：

一是饮食上的改变，少吃辛辣、油炸食物和甜食，少喝咖啡等刺激性饮料，多喝白开水，既能补水又能排毒。另外在长痘的时候尽量少吃海带等含碘高的食物，研究表明这类食物与长痘痘有关。

二是平时保持良好的心态，保证充足的睡眠，压力大的时候可以通过运动减减压。

三是在护肤上卸妆要卸干净，每周做一次深层清洁，也可以选择祛痘的护肤品。但要注意，因为更年期本身油脂分泌就减少了，所以不用再选择控油的产品，可以选择保湿类的护肤品。

09 胸部下垂是大敌，做好
胸部护理

> 👨‍⚕️ ［大夫的话］
>
> 　　胸部是女性非常重视的部位，它不仅展示着女性的身材曲
> 线，代表女性的形象美，而且在哺乳期还有哺乳后代的伟大使
> 命。可就是哺乳期过后，特别是更年期的到来，很多女性朋友
> 面临着乳房下垂、松弛、外扩等"噩耗"。但是女性绝对不能"坐
> 以待毙"，要积极采取措施来拯救自己的乳房。

📋 ［真实案例］

　　随着现在大家越来越重视身体检查，体检变得越来越频繁，很多
公司都会组织员工定期进行体检，郭女士就是其中一位。郭女士说，
很久之前她就听说过乳腺增生，没想到这次公司体检，竟然有70%的
女性都有这种病，而自己也包含在内。虽然平时大家也讨论乳房疾病
和丰胸等问题，但是这个结果还是让郭女士大吃一惊。

　　不过爷爷劝慰郭女士，乳腺增生并不是什么大问题，转化为结块
的比例比较低，不需要太担心。但是，更年期女性很多乳腺增生等乳
房疾病都是由于乳房下垂引起的，所以要想预防乳房疾病，就要纠正

乳房下垂！

[典型表现]

胸部松弛、下垂。

[影响成因]

更年期女性的乳房经过了妊娠和哺乳这两大过程，加上体内雌激素的减少，乳房开始变得松弛、下垂，很多女性更是因为年纪大了对胸部护理就不重视了，这都是不正确的想法。

[调理方法]

爷爷说要想打败胸部下垂这个大敌，必须从多方面入手做好胸部护理。

首先可以通过锻炼增强胸部和背部的肌肉弹性，如游泳、扩胸运动等。

其次要记得不要盲目减肥，减肥先减胸，这是大家都知道的，胸部脂肪减少了，就会出现胸部皮肤松弛、胸部下垂的现象。

然后要选择合适自己的内衣，一款合适的内衣可以塑造好的胸型。

最后，胸部按摩也是一个好方法，每天睡觉前可以配合精油进行胸部按摩，促进血液循环，增强皮肤弹性。

10 黄褐斑惹人烦，努力歼灭

👩‍⚕️ 〔大夫的话〕

　　黄褐斑又叫做"肝斑"，是女性的又一个大敌，通常表现为脸上的色素沉着，更多发于更年期的女性。黄褐斑不像其他脸部问题一样有见效快的方法，要想让脸上的黄褐斑消失，更年期的女性必须长期坚持才能根治。为了女性的健康和形象，一起歼灭黄褐斑吧！

📋 〔真实案例〕

　　前几天趁着放假，尹阿姨一家人去了海边度假，晒日光浴、吃海鲜、游泳，玩得不亦乐乎。三天以后回到家，尹阿姨发现脸上忽然出现了许多斑点，特别是脸颊和眼眶周围特别明显。尹阿姨非常不解，怎么出去玩了才三天脸就成这样了呢？

　　爷爷说，日光浴虽然放松了身心，但是海边毒辣的太阳却让皮肤吃不消。如果没做好防晒工作，紫外线的入侵就会导致色斑的产生。尤其是更年期女性本来就容易产生黄褐斑，在阳光的刺激下就更加明显了。听了爷爷的话，尹阿姨表示以后一定会注意防晒。

〔 典型表现 〕

黄褐斑一般表现为黄褐色或深褐色的斑点，呈蝶形分布在脸颊颧骨、眼眶周围和鼻部，身体没有其他不适的症状发生。

〔 影响成因 〕

黄褐斑的形成原因有许多，主要是以下五个方面：

一是体内内分泌失调，皮肤代谢衰退。一般来说我们皮肤一个月更新一次，但是进入更年期后皮肤代谢速度变慢了，所以色素就不能按时排出，慢慢积累在皮肤里面就形成了黄褐斑。

二是身体的解毒排毒功能产生问题，比如肝脏机能发生障碍，解毒的功能减弱也会使色素沉淀形成黄褐斑。

三是精神方面的原因，如果精神过于紧张、焦虑就会刺激色素产生。

四是不注意防晒，紫外线也能使色素沉淀形成色斑。

五是如果长期服药，如避孕药、止痛药、降压药等也会影响体内激素水平，容易形成黄褐斑。

〔 调理方法 〕

爷爷说要想治疗黄褐斑，必须从两头抓起，一是治外，二是调内。

治外就是防止外部环境的侵害。首先平时要注意防晒，出门记得涂防晒霜，如果长期在室外的话，一定每隔一段时间补一次防晒霜，如果长期对着电脑，可以涂隔离霜隔离辐射。其次是晚上睡前卸妆，避免残余化妆品造成色素沉着。

调内就是调理身体，使身体各个部位正常运行。维生素C具有美白的作用，可以使黄褐斑变淡。但是维生素C必须要靠身体内部消化才能被人体吸收，不能采取直接涂抹的方法。摄取维生素C可以多吃新鲜的、富含维生素C的水果，比如说可以每天喝点新鲜的柠檬蜂蜜水。另外，可以对产生黄褐斑的地方进行按摩，促进血液循环和新陈代谢，刺激色素扩散。

11 皱纹细纹如何是好

〔大夫的话〕

　　皱纹无疑是变老的象征，特别是面部皮肤更加明显，眼角处、眉间处、嘴角处、鼻翼处，都是容易出现皱纹的地方。进入更年期的女性，皮肤松弛，皱纹也渐渐出现，最可怕的是，经常一照镜子就发现脸上不知道什么时候又出现了一条皱纹，以前的皱纹竟然又加深了！这对女性来说无疑是个噩耗。

〔真实案例〕

　　47岁的耿阿姨一直都是邻里阿姨们的羡慕对象，虽然快50岁了，但是耿阿姨脸上看不出一点岁月的痕迹，单就脸上光滑细嫩的皮肤就够其他人称赞的了。耿阿姨说："要想看上去年轻，必须得预防皱纹的产生啊！一旦脸上出现了一条小细纹，后面的皱纹细纹就会源源不断出现，那才真叫可怕呢！"

　　耿阿姨说平时也没有特别保养，就是每天会按摩按摩，平时吃饭的时候注意补充蛋白质和胶原蛋白之类的食物。很多事情都不是一蹴而就的，正是每天点点滴滴地坚持才换来耿阿姨美丽的皮肤。

［典型表现］

皱纹细纹根据它们生长的位置和产生的原因，有不同的分类。

鱼尾纹长在外眦部，一般呈放射状；眉间纹在眉毛中间，是竖直方向的，一般像一个"川"字，因此也叫川字纹；在额头部位的皱纹大多都是抬头纹，抬头纹是横向的，一般年轻的时候就会出现；在唇部周围的皱纹是口周纹，口角处的呈放射状，上嘴唇和下嘴唇的皱纹是横向的。

［影响成因］

总的来说，皱纹、细纹的产生是因为进入更年期以后体内激素水平下降，蛋白质合成率降低，皮肤的胶原纤维也开始变脆弱，导致皮肤松弛、缺水，产生皱纹。不同位置的皱纹也和平时的表情动作有关，抬头纹就是因为总是往上抬额头、皱眉头产生的。

［调理方法］

爷爷向我们介绍了一种简单的去皱方法，叫做"米饭团去皱法"。当家里蒸好米饭后，选适量不是很烫、软糯的米饭揉成团，然后放在脸上轻轻滚揉，直到米饭变黑，米饭可以吸出皮肤内多余的油脂和脏东西，减少皱纹的产生。

另外，皱眉，抬头、眯眼等小动作也要时刻提醒自己避免，同时要给皮肤做好补水保湿工作。

12 美容保健操，你知道多少

[大夫的话]

你知道美容保健操吗？美容保健操是一种简单有效、操作性强的保健运动，每天只需要一点时间就可以达到美容的效果。针对不同的部位有不同的保健操。还在等什么，一起伸出双手学起来吧！

[真实案例]

说起今年 50 岁的钱阿姨，街坊邻居没有一个不知道的，听说最近钱阿姨在家里开了一个"培训班"，其实啊，是钱阿姨上次来找爷爷，爷爷教给了钱阿姨一套美容保健操，2 个月过后，钱阿姨觉得这美容保健操熟练了以后特别简单，并且身体开始发生了些小改变。于是，钱阿姨平时没事在家里教邻里阿姨们美容保健操，刮起了小区里面的美容保健风。

[典型表现]

美容保健操主要是针对面部和颈部，长期坚持可以预防更年期综合征的加重，但是不适用于症状严重的情况哦！

🔍 〔影响成因〕

通过手指的按摩等，可以促进皮肤血液循环和新陈代谢，加速色素的排出，从而达到美容护肤的作用。

⚛ 〔调理方法〕

爷爷给我们介绍了面部保健操和颈部保健操两种方法供我们学习。

面部保健操：

1. 祛除抬头纹：额头涂上保湿霜以后，用双手除大拇指以外的四指进行水平方向和垂直方向的按摩，这样可以抚平抬头纹。

2. 祛除法令纹：法令纹是在鼻翼两侧、嘴巴旁边括号形的皱纹，平时可以用吹起的口型鼓起腮部，然后用双手在法令纹位置进行水平方向的按摩。

3. 增强双颊和下颌皮肤弹性：张开嘴巴，牙齿分开，嘴型呈 O 型，保持十秒钟，然后用力龇牙，持续五秒发出"啊"的声音。这组动作每天需要坚持 5 次。

4. 牙齿保健操：平时看电视的时候可以叩齿、转动舌头按摩牙齿、大便时咬紧牙齿。

颈部保健操：

将颈部往后仰直到有紧绷感，同时牙齿咬合，然后用食指按压下颚 5 秒，最后颈部恢复原状，头部以颈部为支撑，顺、逆时针各绕 5 圈。这组动作每天需要坚持 3 次。

six

第六篇

更年期怎么补：

更年期营养滋补大原则

老中医爷爷的
朋友圈 3

01 步入更年期的你，需要什么营养补充

👨‍⚕️ 〔大夫的话〕

女性到了更年期，会多多少少出现一些更年期综合征的症状。比如潮热盗汗、月经不调、紧张易怒、老花眼、手脚冰冷、肥胖症等。当出现这些情况时，一方面要进行自我心理调适，另一方面，也是最重要的，那就是补充足够的营养来缓解症状。

🗂 〔真实案例〕

白阿姨是一个十分节俭的人，她总是一心想着别人，却经常忽略了自己的健康。51 岁的她从不敢穿凉鞋出门，这是为什么呢？因为她的脚趾甲长不出来，她觉得这羞于见人，但是却从没想着去咨询一下医生，只觉得没什么问题。

一次体检后，医生告诉白阿姨她比较缺钙，就给她开了很多补钙的药回去吃。但是白阿姨没有放在心上，把补钙的药都给了丈夫和儿子吃。直到后来，她咨询爷爷之后，才发现自己的脚趾甲异于常人竟是因为缺钙引起的，这让白阿姨非常后悔，没有早一点听医生的话补充钙质。更年期补钙事不宜迟，长不出脚趾甲事小，等到骨质疏松时

170　老中医爷爷的朋友圈 3——论更年期妈妈的正确打开方式

才会后悔莫及，一定要有补钙的意识才能有备而无患。

[典型表现]

患失眠多梦、潮热盗汗、津液不足、耳鸣目眩、腰酸背痛、静脉曲张、动脉硬化、冠心病、骨质疏松症等疾病。

[影响成因]

妇女在更年期植物性神经活动会失调，这导致了新陈代谢障碍。雌激素水平的下降也会使得身体内分泌系统紊乱。

[调理方法]

更年期女性应养成良好的饮食习惯，讲究粗细搭配、荤素搭配，也不能吃得过饱。那么吃什么才既营养又健康呢？爷爷给出了许多"吃"的注意事项，大家不妨试一下吧。

1. 少吃肉类尤其是肥肉，减少胆固醇的摄入。

2. 多吃一些大豆和大豆制品，如豆腐、豆浆等。

3. 多吃含钙丰富的食品，预防骨质疏松，如海带、牛奶、骨汤等。

4. 多吃蔬菜和水果补充维生素、无机盐和水分。

5. 多吃粗粮，增加维生素 B 的摄入。

02 有些食品，更年期女性 最好少吃

👨‍⚕️ 〔大夫的话〕

　　更年期女性只要保养得当，很少有更年期的症状产生。其中，饮食就起着非常重要的调节作用。有很多食品是不适合更年期妇女食用的，所以注意饮食禁忌很重要。如脂肪类、膨化类、辛辣类，这些不仅不能补养身体，对身体还有一定的危害。一定要多吃清淡的、含蛋白质丰富的食物。

📋 〔真实案例〕

　　来自湖南的张阿姨今年 50 岁，如同歌里唱的"辣妹子从小辣不怕"，张阿姨就是一个典型的辣妹子。许多人劝她，人到中年身体上的各种毛病就多了，应该注意忌口了。但是张阿姨不听别人的好心劝告。做一手好菜的她，经常在菜里放许多辛辣的调料。她觉得这么多年过来了，身体也适应了吃饭的口味，怎么能因为年龄的问题改变饮食习惯。

　　但是上个月开始她开始失眠多梦、潮热盗汗，天天感觉身上火辣辣的。她向爷爷请教后，果真发现了自己的问题，竟然是因为吃得太

辛辣引起的。人都得服老，为了身体健康，忌口又算得了什么呢？

〔典型表现〕

饮食不当易加重患失眠多梦、潮热盗汗、津液不足、耳鸣目眩、腰酸背痛、静脉曲张、动脉硬化、冠心病、骨质疏松症等疾病的几率。

〔影响成因〕

妇女到了更年期身体会出现很多小毛病，阴阳失衡就很常见。过多地食用辛辣类、肉类、油脂类食品会导致体内内分泌失衡，最终导致阴阳失衡。出现的症状也很多，如过敏、头晕目眩、高血压、高血脂、肥胖症等。

〔调理方法〕

女性更年期可以通过神经内分泌的自我调节达到新的平衡，但是更年期女性身体的内分泌系统紊乱。许多食物对身体是有害无益的，应尽量避免食用。

1.忌食辛辣之物。如辣椒、胡椒、芥末、大蒜等。

2.忌食咖啡、浓茶、巧克力等有刺激性的提神食品，容易造成夜间失眠。

3.少吃肥肉、动物油脂，防止肥胖症和糖尿病等疾病的发生。

4.忌烟忌酒，防止酒精和尼古丁对中枢神经系统的伤害。

5.少食燥热的食物。如红参、肉桂、附子、干姜、鹿茸等。

多吃疏肝理气的食物，
滋养脏腑

👨‍⚕️ 〔大夫的话〕

　　人体的五脏六腑就是我们所说的脏腑，包括心、肝、脾、肺、肾等主要器官。其中，肝脏是体内最大的消化器官和解毒器官。如果出现胸闷气短的情况，就是肝气郁结的表现。脏腑对人体的作用十分重要，更年期女性应多吃疏肝理气的食物来滋养脏腑。

📋 〔真实案例〕

　　来自黑龙江的 48 岁的赵阿姨就是气虚体质，腰膝酸软这些事情经常发生在她的身上。有一次她的女儿去青海旅游，帮她买回来了一些冬虫夏草希望能调理她的身体。她也听说过冬虫夏草的功效，就按照说明书吃了一个多月。但是令她感到奇怪的是，她气虚的症状根本没有减轻，身上还出现了红斑和疹子，四肢也有点水肿。后来她去医院查是不是出现了过敏的现象，但是结果显示一切正常。

　　她最后找到了爷爷，希望爷爷能给她一些建议。爷爷诊断赵阿姨的病因是补药药效太强，由于她的体质不好，脏腑功能弱，身体吸收能力比较差，用冬虫夏草补会使身体受不了。服用任何补药应该循序渐进，并且按照实际情况调节用量。赵阿姨听后恍然大悟。后来她减少了用量，并结合一定的食补，情况终于有了好转。

🩺〔典型表现〕

经常胸闷、恶心或者反呕，食欲不振，腹胀腹痛。

🔍〔影响成因〕

肝脏是人体的代谢器官，脏腑能否正常运行是一个人健康与否的标志。如果肝脏不能正常工作，就容易造成肝气郁结、脾胃虚弱等症状，让人经常处于不适当中。

⚛〔调理方法〕

饮食与肝脏的保养有着密切的联系。正确的饮食能够提供肝脏需要的营养物质，还能帮助肝脏排毒，也能减少有害物质对内脏的损伤。总之，疏肝理气很重要，能够帮助和修复肝细胞的再生和修复。

多吃疏肝理气的食物，听起来很抽象，许多人可能对此一头雾水，对此，爷爷给出几个食谱用来滋养脏腑，坚持食用肯定会有很好的效果。

首先，多选择易消化、健脾养胃、补气补血的食物。最好是经常服用一些金沙玉米粥。这种粥制作方法很简单，取糯米、玉米粒、红糖适量，把玉米粒和糯米泡透后入锅中煮熟，最后放入红糖，煮 5 分钟即可食用。

枸杞、熟黄地、菟丝子等，对于身体都有一定的温补作用。枸杞猪肾汤是滋润脏腑的良方，能够缓解腰膝酸软、全身无力、头昏眼花、失眠多梦等症状。做法也很简单，准备猪肾 2 个，枸杞少许，熟地黄、姜片适量。将猪肾洗净切片后，与姜片略炒一下。再把枸杞、熟地黄一起煲 1 小时后，然后加入猪肾片煮 10 分钟左右，加盐就可以食用。

04 适用于预防骨质疏松的食物有哪些

🧑‍⚕️ [大夫的话]

中老年妇女很容易缺钙，钙和磷是骨骼的主要成分。缺钙很容易导致日后的骨质疏松症。如果患上骨质疏松症，对身体的危害很大，骨骼组织变薄很容易使骨骼破裂或者骨折。所以，为了防患于未然，补钙是更年期女性都要做的一项重要工作。

[真实案例]

来自西安的许阿姨不知道从什么时候开始，总是感觉全身的关节处很酸胀，有的地方还肿了。不仅如此，她还老感觉身体很累，走路多了就全身酸疼，也提不起精神，有时候伸个懒腰，腰和腿都感觉骨头会咯咯地响。医生说可能是骨质疏松引起的，许阿姨现在正在治疗中。上个月她找到爷爷，想知道这期间饮食方面该注意哪些。

爷爷告诉她，补钙工作一定要做好。除了食补外，要结合一定的药物，如钙片等。另外，应该多吃海米、虾皮、大骨汤、豆类来增加营养。许阿姨配合爷爷的食补方子进行治疗，很快有了改善。

〔典型表现〕

腰腿疼痛、身长缩短、驼背、骨折等。

〔影响成因〕

老年性骨质疏松症属于原发性骨质疏松症。原因是年老了之后，身体骨骼开始老化，体内的钙和磷代谢失调，骨密度越来越小后就会出现骨质疏松症。

〔调理方法〕

更年期女性朋友们，如果你担心自己有骨质疏松的问题，那么下面这些食物都是应该长期地出现在你的一日三餐中，这样才能保证自己远离骨质疏松。

首先，我们应该多吃海米。海米营养非常丰富，不仅蛋白质含量高，也含有丰富的钙质。

黑芝麻也是预防骨质疏松的好食品，含钙高，有养生的功效。

喝牛奶补钙大家应该都知道，牛奶中的乳酸是促进身体吸收钙的催化剂，能起到补钙的作用。

黄豆含钙量同样很高，而且含铁量高，也富含赖氨酸，对人体有益。

05 富含铁质的食物一定要多吃

[大夫的话]

很多人会有疑问：铁为什么这么重要呢？

人体内的铁是造血和蛋白质的主要原料，而血和蛋白质又运送和代谢机体的氧。这就说明铁是人体不可缺少的一种常量元素。更年期妇女的身体对营养物质的吸收能力减弱，身体吸收铁的能力就相应减弱，缺铁特别容易导致缺铁性贫血，所以一定要多吃富含铁的食物。

[真实案例]

49 岁的冯太太一家是做外贸生意的，经常跑国外，有时会在国外短居几个月甚至几年。作为一个吃惯了中餐的人来说，西餐实在不合她的胃口。国外的鱼肉蛋奶的做法她都吃不惯，渐渐地，她成了一个素食主义者，也越来越挑食。几年过后，她身体开始变得不好了，经常头晕乏力，当她回国做体检时，查出来身体严重缺铁、缺钙。

冯太太经人介绍找到了爷爷，希望爷爷能给她一些建议。爷爷让冯太太多吃一些补铁的食物，注意食补的功效，尤其不能挑食。后来，冯太太决定留在国内好好安度晚年，也开始慢慢学着接受鱼、肉、蛋、奶，慢慢地改掉挑食的毛病。现在的她身体正在好转，更重要的是她也越来越乐观，感觉自己越来越年轻。

〔典型表现〕

体内缺铁时，容易让人变得困乏无力，精神不集中，就连记忆力也开始衰退，精神上也会变得容易烦躁。

〔影响成因〕

铁质不仅可以缓解暴躁脾气，还可以使大脑的活力更加充沛。若食物中缺少铁，加上更年期妇女月经紊乱的情况比较多，容易患缺铁性贫血。

〔调理方法〕

补铁不是年轻人的专利，中老年妇女患贫血的情况也很多，且不好治愈，所以应该注意什么问题呢？

怎样补铁可以说是很多人都想知道的，其中，人体对铁的吸收跟合理搭配食物有很大的关系。部分蔬菜、谷类中含有一些特殊的酸，比如草酸、植物酸，如果补铁类食物与这些一起食用会抑制铁的吸收，而食物与维生素 C 一起食用时，就能促进身体内铁的吸收。

另外，补充铁简单有效的方法是用铁锅烹饪，也可适量食用一些蔬菜、水果、肉类、海鲜等。

06 滋阴补肾不能少

👨‍⚕️ 〔大夫的话〕

有人说，女人美重在"吃"。女人美在气色，气色是不能靠穿衣打扮或者化妆品得到的。更年期妇女需要滋阴补肾是众所周知的，其实很多食物就可以起到滋阴补肾的效果，很多补药反而效果没有那么好。所以，女性应该善于发现生活中的可以使自己变美的食物。

📋 〔真实案例〕

贾阿姨一直身体很好，53岁的她提前两年退休在家里看孙子。可是最近她总觉得精神疲倦，不是坐着就是躺着，不愿下地行走。经常没有食欲，吃饭比原来少得多，胃口不是很好。她开始以为是小感冒，去医院打了几天吊瓶也没有效果。后来听说是更年期阴虚的症状，她便找到爷爷咨询。

爷爷仔细诊断后发现贾阿姨确实处于更年期综合征中的阴虚和肾虚状态，需要通过食疗来滋阴补肾。后来爷爷给她推荐了一些好的菜谱，现在贾阿姨明显感觉身体有所好转了。

🩺 〔典型表现〕

　　潮热、潮红、盗汗、舌红、口燥、形体瘦长、手足心热、大便干燥、小便短赤、口渴喜冷饮、两目干涩、脉细数等症状。

🔍 〔影响成因〕

　　阴虚的主要表现是阴液不足、滋润物质缺乏等。房事不节或者吃过多上火温燥的食品也能造成阴虚。总之，阴虚是由于身体缺乏足够的滋润物质、身体上火生热所导致的。

⚛ 〔调理方法〕

　　阴虚和肾虚是女性进入更年期后两个重要的表现。严重影响了女性的气质仪态和身体健康。滋阴补肾重在食疗，有许多食物就能起到很大作用但是被许多人忽略。下面就来看看爷爷给我们介绍的食物吧！

　　黑豆：黑豆中有丰富的微量元素，可以降血压、活血化瘀、延缓衰老。另外黑豆中的丰富的粗纤维可以帮助消化，是清热解毒的不可多得的好食物。

　　黑芝麻：黑芝麻中含有丰富的氨基酸，这些氨基酸在维生素的帮助下，能让人的新陈代谢变得更加旺盛。另外，黑芝麻中有丰富的铁质，能预防贫血。黑芝麻还可以缓解眩晕、四肢乏力等症状。

　　阿胶：阿胶有补血、滋阴补肾的作用。

　　百合：百合可以清火安神，也可以提高人体免疫力。

07 适量食用含碘丰富的食材

〔大夫的话〕

很多人知道身体需要补充一定的碘，但是除了食用碘盐，并不知道其他途径。假如身体缺碘，体内合成甲状腺激素的原料就会不足，就容易产生一些病症，如地方性甲状腺肿。

〔真实案例〕

曹阿姨今年52岁了，自从有了孙子，她天天都乐呵呵的，感觉自己身上的小病小灾都不是大问题了。

本来一家人其乐融融地过日子，结果前不久曹阿姨的脖子突然肿大起来，去医院检查确认患了地方性甲状腺肿大。自从她患病后，儿媳妇不让她碰孙子，生怕她的脖子吓到孩子。

曹阿姨非常伤心，每次想去看看孙子都被无情地拒绝。她开始在自己身上找原因，为什么偏偏自己得了这病。后来她找到爷爷咨询，爷爷发现，曹阿姨原来一直不吃海产品，吃的食盐也大部分是不含碘的矿盐，这才导致了曹阿姨今天的病。曹阿姨这才恍然大悟，虚心接受了爷爷的建议，养好身子后再去看孙子。

[典型表现]

缺乏碘可能会导致的病症：地方性甲状腺肿，孕妇的早产、流产、死胎等。

[影响成因]

甲状腺激素是人体的一种内分泌激素，可以促进人体的生长和发育，促进人体的生理代谢。而碘是合成甲状腺激素不可缺少的原料，如果身体缺少碘，就会造成甲状腺激素分泌水平直接降低，缺乏此种激素会诱发身体产生许多病变。所以，更年期妇女一旦缺碘就会导致内分泌紊乱，身体代谢紊乱。

[调理方法]

除了食盐加碘外，海产品含碘量非常高，如海带、海蜇、紫菜、海苔等。不到万不得已，爷爷不建议服用碘液来补碘。另外，这里有两个小秘诀要告诉大家。

第一，食用碘盐时，应该装在带盖的瓷罐中或者装在棕色瓶子中，并且放在阴凉背阳的地方。

第二，做菜时，菜肴出锅时再加盐，以免碘在高温下挥发。

08 维生素 E 能抗衰老，但过食问题大

〔大夫的话〕

维生素 E 有抗衰老的功效，所以受到很多人尤其是中老年妇女的青睐。同时，维生素 E 也是一种保健品，可以预防心脑血管疾病和癌症。但是许多人出现了过于依赖维生素 E 的情况，认为一直吃就会永葆青春。其实过食维生素 E 有很大的危害，每个人都应该用批判的态度来看待维生素 E。

〔真实案例〕

47 岁的苏女士是一个爱美的项目经理，平时整日忙应酬的她对自己的外表要求非常高。但是过了 45 岁之后，她就感觉皮肤很松弛，也开始出现色斑了。经常听说维生素 E 具有美容效用的她，平日里开始大量的食用维生素 E，一吃就是小半瓶。结果，前些日子她突然感觉头昏脑胀、四肢乏力。然后在丈夫的陪伴下，她去找爷爷寻找原因。

爷爷给她仔细诊断后，发现这是苏女士近两年来吃维生素 E 的副作用。如果再继续下去，很有可能患癌症。这可吓坏了苏女士，吃美容的药怎么能够吃出病来了。后来，她开始减量，不久症状就消失了。

为此她很感谢爷爷及时正确地发现了她的病因。

[典型表现]

过食维生素 E 可能会导致的症状：引起血小板聚集和形成，血压升高，头痛头晕，视力模糊等。

[影响成因]

维生素 E 有抗癌的作用，但是过食维生素 E 也会致癌，这就是过食的副作用。那么致癌的原因是什么呢？研究表明，过食维生素 E 可能会致癌，是因为维生素 E 形成的氧化物会损伤身体内构成 DNA 的基本物质。所以建议每个人都应该适量服用。

[调理方法]

维生素 E 的好处想必大家都很清楚，尤其是爱美的中老年女性更是感觉离不开它。但是凡事物极必反，维生素 E 也有副作用，如果一味地依赖它，也会有致癌的风险。这种赔了夫人又折兵的做法是万万不可取的。那么，除了依靠保健品，怎么才能使你永葆青春呢？这里有简单的三步，希望爱美的你来借鉴。

第一，补充足够的营养。多吃蔬菜水果，少吃肉类，营养搭配。

第二，保持一种很平静、乐观的心情，这也是增强免疫力的好方法。

第三，适当的运动和休息。进行一定的体育锻炼可以增强体质，但是要避免过于激烈的竞赛类体育项目。

09 喝茶有讲究，最好以养生茶为主

 〔大夫的话〕

　　喝茶是有讲究的，会饮茶的人是会养生的人，处于更年期的女性朋友应该根据个人的体质差异学会享用养生茶。比如有人体质燥热，应该多喝凉茶，如果体质偏寒，就多喝温性茶，肠胃虚寒的人应多喝中性茶。而最适合中老年服用的则是普洱茶或者红茶。这些必备的知识女性朋友们一定要注意学习，才能为养生迈出第一步。

〔真实案例〕

　　来自四川的刘女士今年 54 岁了，患有高血脂和高血糖，而且伴有轻微的糖尿病。疾病缠身的刘女士的生活苦不堪言，尽管有丈夫的安慰和孩子的鼓励，她也几乎对生活丧失了信心。多方寻医，四处看病，钱花出去不少，病情却不见好转。绝望中，刘女士听到爷爷说养生茶可以治疗她的一些病症。本来没想喝这养生茶的，但丈夫和孩子坚持尝试一下，于是抱着死马当活马医的态度，刘女士开始饮用养生茶。就是这最后的尝试，拯救了刘女士的晚年生活，现在糖尿病基本没了，

血脂和血糖也低了。刘女士的病症减轻了，喝养生茶却不会停了，喝茶已经成了习惯。

🩺 〔典型表现〕

多喝养生茶可以促进消化、降低中风几率、增强免疫力、保护牙齿等。

🔍 〔影响成因〕

不同时节对养生茶的种类要求不同。比如春天气候温暖，温度升高，用花瓣类茶如玫瑰、茉莉、菊花等就可以散发体内存积的寒气。夏天，气候炎热，选用花草类茶，比如绿茶、薄荷茶等就能降火气、补益肠胃。秋天应该多喝果茶，比如金橘、菠萝、乌龙茶等来养肺滋阴，清除体内余热。而冬天，阴气上升，选用根茎类类适宜，比如铁观音、红茶等来驱寒补阳。

⚛ 〔调理方法〕

喝茶能养生，但是这其中也是有很多的学问。更年期的女性多喝一些养生茶不仅可以延缓衰老、益气生津，更能修身养性。下面是三种茶的饮法：

1.参斛茶。选择太子参、石斛、五味子，切末，用开水泡饮。这种茶能够益气生津，帮助滋养身体、止汗，可以缓解更年期妇女口干舌燥、肠胃不适、头晕、气短等症状。

2.玄麦甘橘茶。将玄参、麦冬、桔梗、甘草这些材料切末后开水泡饮。这种茶有润肺止咳的效果。

3.玫瑰花茶。干玫瑰花若干，开水泡饮。玫瑰可以滋阴养颜，帮助女性有更好的气色。

10 生活中，荤素搭配要得当

[大夫的话]

荤素搭配不难理解，是指在一餐中，既有肉类又有素类，只有这样搭配在一起，才能达到营养均衡的目的。许多中老年人知道要荤素搭配，但是对于荤素搭配的理解仅限于"少吃荤，多吃素"，其实这种理念也不是完全正确的。如果只吃素不吃荤也会导致营养不良，使体内缺少一些必要的营养。所以，更年期的女性朋友们务必注意，吃得健康，才能活得健康。

[真实案例]

来自山西46岁的李女士是一个服装店的老板，生意蒸蒸日上的她本该开开心心，但她却因难言之隐而苦不堪言。李女士自幼喜欢吃肉，羊肉、牛肉、猪肉在她眼里都是美味佳肴。别说蔬菜，即使是水果她都很少食用。结果，40岁之后，她患上了严重的便秘，有时候三四天才大便一次。而且，便秘又痛又难受，折磨得她苦不堪言。长时间住院打针或者吃药针灸，都无法根除便秘。

最后李女士的丈夫发现了李女士的饮食不均衡问题，他把家里的饮食换成了植物油炒出来的蔬菜，白面馒头换成了粗粮窝头。就这样吃了一阵子，李女士的便秘问题减轻了很多。

🩺［典型表现］

只荤不素会导致心脑血管疾病、便秘、肥胖症等。

只素不荤会导致营养不良、身体缺少必要的维生素和微量元素，骨质疏松、老年痴呆等疾病。

🔍［影响成因］

当今社会不提倡吃高热量的食物，但是同时也不提倡饮食过于单调，只吃荤或者只吃素会导致营养失调、抵抗力下降。素食中含有很丰富的有机酸以及无机盐、维生素等，但是这里面缺乏许多身体需要的微量元素，如钴、锰、铜等。这就说明了，身体既需要植物蛋白，也需要动物蛋白。更年期女性如果缺少微量元素，易导致骨质疏松、老年痴呆，甚至中风等疾病。

⚛️［调理方法］

养生的关键是食补，食材搭配需要有互补性。合理的荤素搭配不仅可以增强体魄，更可以益寿延年。处于更年期的女性更应该倍加注意，下面是爷爷介绍的几种有利于身体健康的食物搭配，大家来试一试吧。

1.牛肉配土豆：牛肉能让我们的脾胃更加强健，营养价值非常高。加入土豆，则能够补中益气，让身体更加健康。

2.羊肉配生姜：羊肉祛风寒，属于温性食物，生姜能帮助羊肉发挥这些功效，有利于身体补充血液、温补阳气。

3.鱼肉配豆腐：鱼肉含有丰富的蛋白质，且易于消化吸收，豆腐含钙较多。两者一起食用可补钙，特别适合中老年人食用。

11 适合更年期女性的中药滋补佳品

👨‍⚕️ 〔大夫的话〕

更年期是女性人生中的一道坎，对于有些人来说，这是走向衰老的节点，然而有些人却在这个时期养好了久治不愈的疾病。"养生，滋补"是更年期女性应该学会的一门本领。自古以来，我国中药擅长养生，补充人体的某些不足，可以增强体质，提高身体素质。因此，中药滋补，是广大女性朋友一个正确的选择。

🗂️ 〔真实案例〕

徐女士今年54岁，年轻时候的她是一名外科大夫，后来在她45岁那年，为了支持丈夫的事业，她辞去医生的工作，当起了丈夫的专用司机和全职太太。渐渐地，她也开始跟着丈夫学做生意。把当初学医的热情投入到做生意上，对徐女士是一个很大的挑战。不过最终她也做到了，几年后，她与丈夫在房地产界小有名气。

忙于生意的徐女士忽略了自己已经进入了更年期这个事实，结果她经常失眠多梦，潮热盗汗，面色也憔悴了许多。偶然一次机会，她开始接触中药补品，后来她定期喝中药滋补，现在的她仿佛又回到了

40 岁，面色好了很多，各种病症也减轻了不少。

🩺 [典型表现]

更年期妇女易患气血不足、月经紊乱、皮肤干燥、失眠多梦、盗汗潮红、阴虚潮热等症状，中药滋补可是使这些症状减轻。

🔍 [影响成因]

进入更年期后，女性身体的雌激素分泌减少，很可能会出现身心疲惫、头发枯黄、月经紊乱等症状。气血不足是女人最常见的更年期综合征中的疾病，会导致失眠或者身体乏力之类的情况，导致脸色看起来发黄。而中草药可以起到一定滋阴补肾的作用，且副作用小，成为养生的主要方式。

⚛ [调理方法]

"良药苦口利于身"，中药不仅可以用来治病，更是补身体的好方子。对于更年期的女性来说，滋补养生尤其重要。而很多适合更年期妇女养生的中药材，只有坚持服用才会有效。比如枸杞子、桑葚、当归、杜仲等，都是温补身体的常见药材，对更年期妇女很有好处。

第 七 篇

更年期吃什么：

更年期日常营养食谱大公开

老 中 医 爷 爷 的
朋 友 圈 3

第一节：滋补汤膳＆炖品

丝瓜猪肉汤

【食材】

猪里脊肉200克，丝瓜150克，葱白一段，姜根据个人口味适量，有条件的可以准备高汤。

【做法】

1.将丝瓜切片，猪肉切丝，然后放入少量胡椒粉置于碗中去腥入味。将葱、姜切片放入碗中备用。

2.大火将油锅烧热，放入切好的葱姜，爆出香味，加入之前准备好的高汤，待水煮开后加入切好待用的肉丝，以及丝瓜片。

3.水再次煮沸后改用文火慢熬5～6分钟。出锅之前放盐，可根据个人口味偏好加入香油等提味儿。

【大夫说功效】

这道丝瓜猪肉汤十分适合更年期女性日常餐食。中医里很早对丝瓜的功效就有记载，丝瓜性凉味甘，并且丝瓜可以通络，民间就有丝瓜可以调理血脉催乳的说法。针对更年期女性月经不调、容易烦躁等症状，丝瓜也可以起到缓解的作用。另外丝瓜中维生素C含量比较高，对于更年期女性免疫力的提升也有一定作用。

而猪肉在这道菜中和丝瓜作用相辅相成，猪肉和牛羊肉"发"的特性不同，猪肉性平，比较易于消化吸收，有滋补阴气、解热毒的效果，猪肉所含蛋白质含量很高，人体所必需的铁元素的含量也很高，对于更年期胸闷、喘不上气的问题有很大帮助。

这道菜从中医的角度讲比较温和，而且能起到美容保健的作用，是更年期女性保养自己的不错选择。

苦瓜黄豆田鸡汤

【食材】

苦瓜 500 克,黄豆 100 克,田鸡 1 只,葱姜、八角适量,准备少许烧酒。

【做法】

1. 首先将田鸡洗净,斩去头部爪子,掏去内脏,将田鸡剖开腔中放入姜、葱、八角腌制一小时使之入味,放置旁边备用。

2. 苦瓜用水洗净,切片,备用。黄豆用水浸泡洗净,备用。

3. 砂锅内放清水,放入八角、葱、姜,待水煮沸以后加入苦瓜、田鸡、黄豆,之后改用文火慢炖,注意加热时间不能过长,否则黄豆容易煮烂,一定要在出锅前再加盐调味,否则容易破坏田鸡的口感和营养吸收。

【大夫说功效】

这里先说苦瓜,苦瓜作为中药已经有很长时间。中药讲苦瓜可以明目、助消化,有清热利尿等功效。现代医学也证明,苦瓜含有大量的维生素 B、维生素 C。除此之外,苦瓜也因其功效成为大城市餐桌上的一道时尚健康菜品。要知道,苦瓜能增进人的食欲,对于更年期女性食欲不振也能起到一定的帮助作用。

苦瓜和田鸡搭配,效果更佳。田鸡肉可以滋补元气,治疗肾脾虚弱,并且田鸡肉含有蛋白质和丰富的维生素 E,可以美容养颜,滋润肌肤。但是需要注意的是田鸡寄生虫较多,所以一定要等田鸡肉完全熟透后方可食用。这道苦瓜黄豆田鸡汤比较适合夏日食用,还能清热解暑。

冬瓜薏米猪肚汤

【食材】

冬瓜 500 克,薏米 50 克,猪肚 200 克。另外辅料准备红豆、炒扁豆,陈皮适量。

【做法】

1. 冬瓜切厚片（注意冬瓜仅洗净，不要去皮），猪肚温水洗净，切丝。

2. 砂锅里加入清水，将薏米、红豆、炒扁豆、陈皮加入砂锅内。

3. 大火将水烧沸，将冬瓜、猪肚加入砂锅中，中火煮两小时，出锅之前加入盐少许即可饮用。

【大夫说功效】

《本草纲目》中记载薏米有着"健脾益胃，补肺清热、祛风胜湿，养颜驻容、轻身延年"的功效。另外作为谷物类养生佳品，薏米的纤维素含量也非常的高，纤维素的作用主要是可以促进胃肠道健康。除此之外，薏米中含有的薏苡脂可以预防癌症。薏米中的水溶性纤维对降血糖、降血脂有积极作用。

猪肚在众多药膳中都是一味药引，《本草经疏》记载猪肚具有的功效是："猪肚为补脾胃之要品，脾胃得补，则中气益。"所以猪肚对于更年期女性的气血虚弱、身体经常乏力等症状有明显的作用。

茶树菇排骨汤

【食材】

茶树菇、排骨适量（主要依据烹饪器具的大小，固态物质不宜过多），红枣适量，姜片，枸杞。

【做法】

1. 首先将茶树菇用温水浸泡约半小时。

2. 排骨和姜片放入沸水中，大约煮2分钟撇去血沫。将茶树菇和焯好的排骨，连同煮排骨的汤转倒入砂锅。

3.中火煮沸，10分钟后加入红枣、枸杞，继续煮40分钟。出锅之前加盐。

【大夫说功效】

　　茶树菇排骨汤在南方是一道比较常见的汤类，但这不代表它的药用价值低，茶树菇是食疗保健的一味常见食材，其归经甘平，可以滋阴补肾，还有着显著的健脾功效。并且，作为食用菌类茶树菇价格便宜，蛋白质含量高、脂肪含量低，对于各个年龄段的人来说，都十分适合食用。

　　排骨和茶树菇搭配，一方面味道上相辅相成，另一方面排骨性格平和，两者共同烹饪，能使两者各自的药用价值发挥到极致。

黑木耳猪蹄汤

【食材】

猪蹄1个或2个，黑木耳50克，大枣、枸杞适量，姜片适量。

【做法】

1.锅中先放入清水烧沸，加入猪蹄，焯两分钟，捞出，迅速用冷水冲洗猪蹄，放置旁边待用。

2.将黑木耳在煮汤之前用温水浸泡30分钟，洗净，捞出待用。

3.砂锅中加清水，放入猪蹄、姜片、大枣，稍微放一点醋，一方面可以提味，另一方面有利于钙离子的析出，便于吸收。

4.放入大枣、枸杞等，文火慢炖2小时左右，出锅前再加入盐。

【大夫说功效】

猪蹄中含有丰富的胶原蛋白，这是保养女性皮肤、延缓皮肤衰老的十分重要的营养物质。中医认为猪蹄性平、味甘，是滋补肾阴的佳品。另外，猪蹄中含有大量的钙元素，有利于预防骨质疏松。

黑木耳有丰富的植物胶质，对促进消化吸收和肠道蠕动具有很好的作用。黑木耳有很强的排毒作用，对于生活在大城市呼吸污染空气的人来说，木耳可以起到润肺的保健作用。

黄芪羊肉汤

【食材】

黄芪 50 克，羊肉 500 克，葱、姜、蒜适量，大料适量，枸杞、大枣若干。

【做法】

1. 首先将羊肉切成小块，放入砂锅中，加入清水，大火煮沸后撇去血水。

2. 放入黄芪、葱、姜、蒜、大料，文火炖煮大约两小时。

3. 出锅前 25 分钟加入红枣、枸杞。关火后加适量盐即可。

【大夫说功效】

黄芪自古以来就是一味比较常见的中草药，其作用在民间也广为大众所知，是一味性甘味温的补药。主要适用的症状有阳气不足、阴虚盗汗、气血虚弱等症状。黄芪有很强的抗菌作用，食用黄芪可以增强人体免疫力，降低肝脏工作压力。

而羊肉性温，具有温暖脾胃的作用，针对气血虚弱也有治疗作用。将羊肉与黄芪共同烹饪，两味食材相辅相成，增加了补虚温中的效果。

百合荸荠乌鸡汤

【食材】

百合50克，荸荠300克，乌鸡一只，姜。

【做法】

1.乌鸡洗净，切成便于放入锅中的整块。

2.锅中加水，大火将水烧沸，煮两到三分钟并将表面血沫撇清。

3.荸荠去皮，连同姜丝切块放入锅中，小火熬制大约两小时，出锅前加入食盐。

【大夫说功效】

荸荠中含有大量的磷，可以保持骨骼健康。百合性寒，可以清热去火，有利尿解毒的功效。

乌鸡性温，在《本草纲目》中记载，乌鸡"补虚劳羸弱，治消渴，中恶，益产妇，治女人崩中带下虚损诸病，大人小儿下痢噤口"。可见乌鸡作为补品的价值。乌鸡汤和普通鸡汤的主要区别就是乌鸡含有大量黑色素、维生素B，并且各种微量元素高于普通鸡汤，所以民间也有乌鸡汤较普通鸡汤更适合作为滋补食疗的药引。

薏米山药排骨汤

【食材】

排骨200克，山药150克，薏米100克，葱姜少许。

【做法】

1.排骨切块，山药洗净削皮切段放置待用。

2.锅中加水，烧沸，将排骨放入锅内，煮至水沸后撇去表面血沫，加入葱姜，改用文火慢炖约一个半小时。

3.将切好的山药和薏米加入锅中，继续炖煮半小时左右，出锅之前加盐即可享用。

薏米本身比较容易消化，口感较好，并且薏米营养含量很高，含有多种维生素和矿物质。其中硒元素能起到预防癌症的作用，维生素 E 可以延缓衰老，保持肌肤光滑紧致，具有美容的功效。薏米还具有清热消肿的功效。

山药的食用价值也很高，《本草求真》中记载，山药可以"入滋阴药中宜生用，入补脾肺药宜炒黄用"，"本属食物，气虽温而却平，为补脾肺之阴。是以能润皮毛，长肌肉，味甘兼咸，又能益肾强阴"。此外山药健脾益气，其中富含的维生素 E 还有美容养颜的功效。

阿胶牛肉汤

【食材】

去筋牛肉 100 克，阿胶 15 克，米酒少许，姜少许。

【做法】

1. 将牛肉洗净后切成薄片。

2. 砂锅中加水，旺火煮沸后放入生姜和米酒。

3. 将牛肉放入砂锅，改用小火炖煮半小时。

4. 加入阿胶煮至阿胶完全融化在锅中后加入盐就可以出锅了。

【大夫说功效】

阿胶自身就是一味中药，可以滋阴补血，其味甘性平，对于更年期的各种症状更是有很好的治疗作用，另外阿胶中还含有大量的胶原蛋白，可以美容养颜。

需要注意的是，阿胶不宜与油腻食物同食，所以这道汤选用了与脂肪含量较低的牛肉作为搭配食材，阿胶与牛肉搭配可以起到温中补血的作用，对于月经不调、浑身乏力的症状有比较明显的治疗作用。

淮山枸杞乌鸡汤

【食材】

淮山 40 克，枸杞适量，乌鸡一只，姜片少许，料酒。

【做法】

1.淮山和枸杞在烹饪之前要先放入温水里浸泡大约半小时。

2.将乌鸡放入锅中，大火煮沸水，将乌鸡放入水中，煮大约两分钟将水倒掉。

3.再次加入清水，把泡好的淮山、乌鸡和姜片加入砂锅中，加入料酒大火煮沸后改文火炖两小时。

4.出锅前五分钟时加入枸杞，关火后加入盐调味即可出锅。

【大夫说功效】

淮山即加工过的山药，性甘味平。《汤液本草》中记载过，淮山有滋阴健脾、补中益气的功效。淮山含有很多人体必需的微量元素，尤其是磷的含量，是红薯的三倍。现代科学研究表明，淮山含有的粘蛋白是其他植物中所没有的，粘蛋白可以防止血液中的脂肪黏在血管壁，从而起到防止动脉硬化、防止血栓发生的作用。

枸杞性甘味平，可以滋补肝肾，是一味比较燥热的补药，可以治疗气血不足的症状，但是由于枸杞会使血温上升，所以不适宜发热的人服用。

赤豆枸杞猪肝汤

【食材】

红豆 100 克，枸杞 25 克，猪肝 200 克，姜少许。

【做法】

1.红豆在烹饪之前需要浸泡变软，猪肝切片。

2.砂锅中放清水，大火煮至沸腾后将姜片、猪肝放入锅中。

3.煮15分钟以后将红豆和枸杞放入锅中，继续加热20分钟左右，出锅之前放盐搅匀。

【大夫说功效】

红豆含有丰富的微量元素，尤其是钾、铁、磷的含量尤为丰富。另外红豆中含有的维生素 B_1、维生素 B_2 和矿物质，有利于心脑血管的健康，具有促进新陈代谢的功效。

中医说红豆性平味甘，并且认为红豆能益气健脾，能使人精神焕发、提升体力等，对更年期女性来说，红豆可以美容皮肤，也能缓解更年期容易发怒、睡眠不好的症状。而猪肝中含有大量维生素 A，有明目的功效，维生素 A 也可以增强免疫力，抵御疾病。

竹蔗萝卜猪骨汤

【食材】

竹蔗100克，胡萝卜200克，猪骨250克，陈皮若干，姜片。

【做法】

1.竹蔗首先洗净去皮，切成小段备用。胡萝卜洗净去皮切块备用。陈皮和猪骨分别洗净。

2.砂锅中加入清水，大锅煮滚，加入姜片和待用的猪骨、胡萝卜等食材，小火煮三小时加入盐即可出锅。

【大夫说功效】

竹蔗在中国南方有些地区被用来防治肝炎等疾病，其性较凉，可以清热去火、解肺热、肠胃热。竹蔗还含有比较丰富的天门冬氨酸、谷氨酸、丙氨酸等多种人体所需的氨基酸。但是需要注意的是，由于竹蔗性凉，所以寒咳的人不宜进食。

胡萝卜含有丰富的维生素 A，能够保护视力，有明目的效果。胡萝卜素是一种天然的防癌物质，还可以促进新陈代谢。另外，胡萝卜含有大量植物纤维素，能产生饱腹感，从而达到保持身材的目的。

而猪骨含有大量的钙质和肉类含有的铁、锌元素，能有效地防治由于年龄增长导致的钙质流失引发的骨质疏松。

雪耳洋参炖燕窝

【食材】

雪耳 50 克，燕窝 100 克，洋参 20 克，糖适量。

【做法】

1. 雪耳在熬汤之前需要浸泡开，如果有大朵的雪耳需要撕成小片以方便食用。

2. 燕窝浸泡后取出杂质，西洋参切成小片。

3. 砂锅中加入上述食材，小火炖煮三小时后，可以根据个人口味放适量的糖。

【大夫说功效】

雪耳含有丰富的胶原蛋白，其可以促进消化、提高肝脏的解毒的能力，从而起到解毒的作用。雪耳排除肝脏的毒素后可以进而淡化由于体内毒素堆积形成的色斑，起到美容养颜的功效。有研究表明，雪耳具有一定抗癌的作用。

洋参性凉，味苦，中医常用洋参治疗虚热、气虚等症状。西医也从洋参中提取了众多被科学证明有明显药用的物质，其中最重要的是西洋参皂苷。一些西洋参皂苷可以起到舒缓神经的作用，从而改善更年期睡眠质量。同时，西洋参皂苷可以调节人体激素，促进新陈代谢，增强心脑血管活动能力。

燕窝是一种传统补品，不少女性将其作为保养肌肤、抵抗衰老的良品，这是因为燕窝中含有甘氨酸等抗氧化物质。

人参茯苓鱼肚汤

【食材】

人参 3 克，茯苓 5 克，鱼肚 25 克，猪瘦肉 50 克，鸡肉 50 克，姜片少许。

【做法】

1. 人参切成薄片，茯苓洗净备用。

2. 将上述药材包进纱布包以纱线封口，鱼肚洗净。

3. 砂锅中放入清水，姜片和各种中药材放入锅中，等水沸腾以后将鱼肚、鸡肉以及猪瘦肉放入锅中大火炖煮两小时。

4. 关火之后捞出中药袋，根据个人口味加入食盐、香油调味后即可享用。

【大夫说功效】

鱼肚含有丰富的胶质、钙元素和磷。其中胶质对保养女性皮肤有显著功效。中医认为鱼肚有固精益本的功效，《本草新编》中说："鱼鳔胶稠，入肾补精，恐性腻滞，加入人参，以气行于其中，则精更益生，而无胶结之弊也。"

茯苓性平味甘，中医常使用茯苓治疗心悸、失眠等心神不宁导致的症状。茯苓中含有的茯苓多糖可以预防肿瘤。

人参被中国人称为百草之王，其药用价值的应用可以追溯到上古时期。人参含有人参皂甙对人的中枢神经活动具有比较明显的镇定作用，这种抑制作用进一步作用于心脑血管，对保护心脑血管有一定作用。

桂圆肉核桃瘦肉汤

【食材】

猪瘦肉120克，干桂圆肉10克，核桃果实20克，菜干20克，姜片少许。

【做法】

1.猪瘦肉洗净切片，桂圆肉洗净后稍微浸泡，菜干洗净浸泡。

2.砂锅中放水，将各种食材放入锅中，大火煮沸后，改用小火继续煮十五分钟调味后即可出锅。

【大夫说功效】

核桃又称胡桃、羌桃，在中国有长寿果的美称。人们常说吃核桃补脑，的确，核桃中含有比较丰富的DHA对大脑活动有激活的作用。另外核桃中百分之八十的脂肪是不饱和脂肪酸，对人体健康有益。核桃含有多种微量元素，钾、镁等都是维持人体生理平衡的重要元素。核桃还可以防止心脑血管疾病的发生，因为其中有高效的抗氧化物质。

桂圆又名龙眼，其果肉含有能被人体直接吸收的葡萄糖，对于虚弱体质的人为滋补上品。桂圆中富含的铁元素，能增加血红蛋白携带的氧气含量，从而治疗缺铁性贫血。龙眼作为优秀补品的另一个原因是其中含有多种氨基酸、皂素、X-甘氨酸、鞣质、胆碱等物质。总之这道汤是更年期女性改善脑力下降、记忆力衰弱的食疗药方。

生地莲藕瘦肉汤

【食材】

猪里脊肉 300 克，莲藕 400 克，生地 50 克，红枣若干。

【做法】

1. 猪里脊肉洗净切细丝，莲藕切块，红枣去核备用。

2. 砂锅中防水，将食材放入锅中，待水沸后改用文火煮两小时。

【大夫说功效】

　　生地是参科植物的根茎，性寒味甘，具有清热去凉血的功效，还具有凝血的功效。《神农百草经》中记载，生地"味甘，寒。主治折跌，绝筋，伤中，逐血痹，填骨髓，长肌肉"。这道汤用的是生地黄，生地黄和熟地黄之间用法有天壤之别，生地黄可以清血热，而熟地黄能补阴虚。所以女性要根据自己的需要选择，这里就要用生地黄。

　　莲藕含有粗纤维，对于便秘以及糖尿病患者来说，粗纤维可以促进肠道蠕动，缓解便秘症状。并且植物粗纤维可以产生饱腹感，减少糖类物质的摄入，缓解糖尿病症状。中医认为莲藕可以清热凉血，补心益肾，是适合各个年龄层的保健食品。

参归鲳鱼汤

【食材】

党参 50 克，当归 50 克，鲳鱼一条，姜片少许。

【做法】

1. 当归、党参洗净。鲳鱼剖开，洗净。

2. 炒锅烧热，放油，烧至七成热放入姜片，爆出香味后放入鲳鱼，把两面都炸成金黄色。将鱼捞出，晾凉。

3. 煮锅里放水，将党参、当归放入锅中大火煮沸，把鱼放入炖煮半小时，加盐后即可出锅。

> 【大夫说功效】
>
> 中医说"十方九归"，其中的归就是当归。当归性温味甘，具有抗氧化、活血补血、美容的作用。当归入心肝脾三经，同时毒性较小，所以是妇科良药。当归针对血虚、心悸、经常头晕等症状有很好的疗效。
>
> 党参性平味甘，归脾肺经。《本草从新》记载，党参"补中益气，和脾胃，除烦渴"。党参可以帮助强健脾肺，补中益气，对于治疗气血不足，心悸比较有效。另外科学研究表明参类植物中含有的各种挥发性物质具有抵抗细菌的功效，而且党参对于心神不宁还有安定作用。
>
> 鲳鱼作为鱼类，除了具有鱼类蛋白质含量高、胆固醇含量低的特点之外，鲳鱼还含有丰富的硒元素。硒元素对于人体抗衰老具有十分重要的作用。这道汤可以保持更年期女性气血平和，鱼类不饱和脂肪酸可以美容养颜。

第二节：健康菜谱

素炒三瓜片

【食材】

丝瓜，黄瓜，苦瓜各一根。葱、姜、蒜少许。

【做法】

1. 丝瓜、黄瓜洗净切片，苦瓜沿水平方向切成两片，掏出瓜瓤，而后切片。

2. 葱、姜、蒜切碎，油锅烧热倒油。油温烧至八成热放葱、姜、蒜末，大火爆香。

3. 将三种瓜片放进去，翻炒至丝瓜变软。加入鸡精和盐，再翻炒几下即可出锅。

【大夫说功效】

丝瓜含有大量维生素 C、维生素 B 以及粗纤维，可以说是美容养颜、保持身材的天然蔬菜。丝瓜汁涂抹在皮肤上有能使皮肤水润光滑的作用，素有"美人水"的美称。

苦瓜从明代以来就作为一味中草药出现在药方中。苦瓜具有清热解毒、明目的效果，这是因为苦瓜中含有维生素 A。另外苦瓜含有的苦瓜皂甙能达到抑制血液中血脂的作用，有高血脂的人就应该多吃苦瓜。苦瓜素能分解脂肪，如果想减肥或保持好身材，苦瓜也是不错的选择。

黄瓜 95% 以上是水分，可以补充水分。这道菜功效主要适合在炎热的夏季吃，以维持体内水分平衡，三种瓜的热量含量也非常少，想减肥的女士也可以经常吃这道菜。

茶树菇蒸牛肉

【食材】

牛肉 250 克，茶树菇 150 克，葱、姜、蒜适量，料酒，胡椒粉。

【做法】

1. 茶树菇洗净后用温水浸泡发开，牛肉洗净切片，放进碗里加入料酒、胡椒粉腌制半小时。

2. 碗底放一层姜片，茶树菇放进碗里，把腌制好的牛肉铺在茶树菇上，最上面盖上一层蒜蓉。

3. 锅中蒸大约五分钟，出锅以后根据口味调味。

【大夫说功效】

蘑菇的味道十分鲜美，这主要是因为蘑菇中含有的氨基酸，而茶树菇含有人体所需的八种氨基酸。矿物质也是蘑菇区别于一般蔬菜的标志，干茶树菇中每一百克含有钾 4000 ~ 5000 毫克，铁 42 毫克。

茶树菇被作为食疗补药的时间也很长，中医认为茶树菇性平味温，可以补肾利尿，对于尿频水肿有很强的疗效。临床试验也表明茶树菇含有的抗癌多糖可以有效地抵制变异的癌细胞。需要注意的是吃茶树菇的同时不要喝酒，否则会中毒。

鸭掌海参煲

【食材】

干海参 80 克（用水发开后大约 640 克），鸭掌 500 克，葱、姜、蒜。

【做法】

1. 鸭掌、海参洗净。煮锅大火烧热倒入清水，稍微倒入一点白酒，海参倒进锅中煮半小时起锅。

2. 海参捞出备用。油锅烧热，油温八成热放葱姜蒜爆出香味，放入鸭脚和海参。

3. 倒入一碗清水，再把鸡精、盐、糖等调料加入锅里，盖上锅盖小火焖到收汁。

【大夫说功效】

　　海参是传统的滋补食材，《本草纲目拾遗》中记载："海参，味甘咸，补肾，益精髓，摄小便，壮阳疗痿，其性温补，足敌人参，故名海参。"海参含有深海鱼类含有的DHA和EPA这两种物质，对于大脑正常运转是十分重要的，尤其是DHA对于记忆力的保持有很大的作用。海参含有黏性多糖，能预防癌症发生。海参尤其适合男士食用，野生海参壮阳强精的作用比一些中药效果更显著。

　　鸭掌含有丰富的钙质和胶原蛋白，钙质可以预防骨质疏松。含有胶原蛋白的鸭掌不仅吃起来口感优良，更没有肥肉含有的胆固醇等有害物质，脂肪含量低。这道菜品适合全家老少食用。

南乳梨汁香焗骨

【食材】

猪肋骨500克，梨2个，腐乳适量，蒜若干，蜂蜜。

【做法】

1. 猪肋骨洗净，将梨的果肉切小块，大蒜剥开。

2. 将大蒜和梨同时加入榨汁机，打成糊状，如果没有榨汁机可以把梨子放入有沿的盘子中压碎，再将蒜切末后加入搅匀。

3. 糊状的梨中放入蜂蜜和腐乳汁，均匀地浇在肋排上腌制四个小时。

4. 烤箱预热到175℃，将腌好的肋排放入烤箱，15分钟后翻一次面，20分钟后即可上桌。

【大夫说功效】

蜂蜜的营养价值非常高，前苏联曾经有人统计，200 位百岁老人中 143 人是养蜂人，这与他们经常吃蜂蜜的饮食习惯有很大关系。蜂蜜中含有多种生物酶，可以改善人体内分泌的平衡。同时蜂蜜还有杀菌的作用，而且作为天然物质无毒副作用，如果有因为肠胃炎引起的疼痛，吃一些蜂蜜能缓解疼痛。虽然蜂蜜很甜，但是所含的热量是砂糖的四分之三，所以蜂蜜也被用于减肥。

梨有清热润肺的作用，其中的粗纤维可以帮助消化。梨性寒，不适宜伤寒以及胃口不好的人多吃。这道菜口味比较甜，十分开胃，但是含糖量较高，糖尿病人要谨慎食用。

大蒜焖鲶鱼

【食材】

鲶鱼一条，香菇 20 克，大蒜两头，葱姜适量，料酒、蚝油、老抽。

【做法】

1.鲶鱼去除内脏，洗净切段。香菇洗净。

2.炒锅里放油，大火烧热，八成热加入葱姜蒜炒出香味，将鱼放入油锅中两面炸至金黄色出锅，捞出晾凉。

3.另起一锅，锅内先用葱、姜、蒜炒香，再在锅中加入料酒、蚝油、老抽。清水（高汤味道更好）沸腾后放入鲶鱼，煮大约十分钟鱼入味后即可装盘上桌。

　　鲶鱼具有很高的营养价值，相对于其他食用鱼品种，鲶鱼不光味道鲜美，更有强筋健骨、滋阴补血的作用。民间偏方有说刚生宝宝的妈妈们可以用鲶鱼催乳，其实是因为鲶鱼肉质比较容易消化，蛋白质含量高，适合肠胃不好的人群比如老人、小孩和刚做完手术的人食用。

　　大蒜中含有的硫化物中有一些可以和人体的酶有机结合，在人体内合成某些化合物，有药物的治疗作用。大蒜含有的亚硝胺是目前各种经常食用的蔬菜中抗癌效果最好的。中医讲大蒜不光能消毒杀菌，而且能暖胃、消除胃肠胀气、消化积食，能通化全身气脉让人神清气爽。

板栗烧排骨

【食材】

排骨一斤，板栗 100 克，洋葱半个，葱姜蒜适量，老抽适量，番茄酱，砂糖。

【做法】

1.排骨洗净切块，倒入生抽后搅拌均匀，腌制一个小时等待排骨入味。

2.油锅中倒油，葱姜蒜倒入锅中大火翻炒至炒出香味，腌好的排骨倒入锅中。

3.等排骨五成熟时倒入老抽，上色以后加入两大碗清水，倒入板栗和少许盐，砂糖。

4.转小火煲半小时，加入洋葱、番茄酱，等汤汁蒸发干即可出锅。

【大夫说功效】

栗子的矿物质含量很高，对维持人体液平衡有积极作用，有利于心脑血管健康。钙质可以预防治疗骨质疏松，相对于保健药品中的钙元素，天然食物中的营养物质更容易被人体吸收。栗子中含有的核黄素和维生素 B_2 能够对口腔溃疡等各种口腔细菌引起的疾病有明显的治疗作用。

将栗子与排骨同煮，一方面使得菜品味道更好、香味更浓，还可以让栗子中的矿物质发挥作用，促进排骨中的钙质的吸收。排骨和栗子都有着滋阴健脾、补血益气的功效。

姜醋煮猪蹄

【食材】

猪蹄 2 只，醋（根据个人口味可选偏酸的醋或者偏甜的）、鸡蛋若干个，姜。

【做法】

1.猪蹄洗净，过一遍开水，用火烧掉表面的猪毛，用斩骨刀砍成小块。

2.将鸡蛋连壳煮熟，拿出剥皮晾凉备用。把姜大力用刀背拍松。

3.炒锅中放油，把姜放到油锅中炸出香味，最后在炸好的油中放一些盐，倒入碗中备用。

4.炒锅中倒入猪蹄、姜，再加清水至淹没食材，最后在锅中根据个人口味倒入醋，加鸡蛋，改用小火煲两小时左右可以出锅。

火腿炒三鲜

【食材】

火腿肠一根，山楂 50 克，麦芽 50 克，神曲，糖适量。

【做法】

1. 火腿肠切片备用，山楂、麦芽、神曲洗净，山楂切片。

2. 锅中放油，油烧到七成热时根据个人口味放适量的糖，等糖融化了放入三味中药。

3. 大火翻炒，等三种中药都上色以后把火腿倒入继续翻炒，等火腿热了放入少量盐就可以出锅了。

杏仁猪肺汤

【食材】

猪肺一个, 杏仁 40 克, 蒜, 酱油, 姜片少许, 香菜少许。

【做法】

1. 猪肺洗净（猪肺是呼吸器官, 经常与外部污浊空气接触, 所以清洗时需要注意, 把水从猪肺一端灌进, 按压摇晃把水排出, 反复多次方可切片备用）。

2. 炒锅中放油, 油热后加入少许蒜末爆香后加入切片的猪肺翻炒至半熟, 再加入姜片, 杏仁搅匀, 加入清水至淹没食材, 倒进少量酱油, 盖上锅盖, 改用小火煮30分钟即可食用。

【大夫说功效】

杏仁分为南、北杏仁两种, 南杏仁微甜, 北杏仁略有苦味。苦杏仁食用之前需要注意, 因为苦杏仁具有略微毒性, 需要用温水浸泡一天。杏仁含有丰富的蛋白质和脂肪, 杏仁中的苦杏仁苷可以杀死癌细胞, 并且还可以防止细胞老化, 这也是为什么杏仁具有美容养颜功效的原因。

中国人讲究以形补形, 吃猪肺自然有治疗肺功能下降的功能。猪肺含有大量钙、铁、磷等微量元素, 入肺经。杏仁性甘味平, 具有止咳润肺的功效, 二者共同食用更是能起到滋养肺部的功效。

川贝母甲鱼汤

【食材】

甲鱼一只, 川贝母 5 克, 葱姜适量, 贝母, 百合, 前胡, 知母, 杏仁各 5 克, 柴胡 3 克。

【做法】

1. 甲鱼洗净斩下头部, 剖开身体摘取内脏, 用斩骨刀剁成几块以便放入锅中。

2.油锅烧热，将剁好的甲鱼放入油锅中煎至甲鱼肉出香味。

3.准备砂锅，砂锅里放入洗好的各种药材，煮沸后改小火煲两小时放入调味料即可使用。

【大夫说功效】

中医认为甲鱼可以壮阳补肾，因此这道菜比较适合做给丈夫吃，也适合需要滋补身体、肾虚的女性。甲鱼肉针对肾虚的症状，比如耳鸣盗汗、乏力、睡眠质量差、多梦等有缓解作用。甲鱼肉还含有丰富的维生素 E 以及胶原蛋白，这二者都可以起到美容养颜的作用。甲鱼肉经常被用于手术后的补品，这是因为甲鱼肉中含有的叶酸可以促进人体激素调节，进而增加造血能力，丰富的铁元素则可以改进血红细胞携氧能力，强化血液功能。需要注意甲鱼肉比较难消化，肠胃不好的人尽量少吃。

川贝主要含有多种生物碱，科学研究证明其有止咳的作用。《本草会编》记载："治虚劳咳嗽，吐血咯血，肺痿肺痈，妇人乳痈、痈疽及诸郁之症。"可见在几百年前川贝就被用来镇咳。

彩色四季豆

【食材】

四季豆半斤，鸡蛋两个，胡萝卜一根，番茄酱。

【做法】

1.四季豆沿着两头揪去两边的丝状物，切成小段，胡萝卜洗净切丁。

2.碗中打上两个鸡蛋，把胡萝卜丁和四季豆浸入蛋液中搅匀。

3.炒锅放油，大火将油烧热把蘸好蛋液的两种蔬菜放进锅中快速翻炒，加入盐和番茄酱继续翻炒即可出锅。

【大夫说功效】

四季豆属于草本植物,含有皂甙、尿毒酶,这两种物质都具有激活人体免疫系统,增加抵抗力的功效。四季豆的豆荚富含纤维素,能有效地通过胃肠的蠕动缩短食物在胃肠中停留时间,从而起到润肠的作用。四季豆性温味甘,具有调理人体新陈代谢的功效,对于食少便溏有治疗作用。另外四季豆针对暑热也有缓解作用,比较适合夏天食用。

胡萝卜最广为人知的营养价值就在于丰富的胡萝卜素,其在人体内经过消化吸收可以转化为维生素A,可以补肝明目。胡萝卜含有的热量也非常少,并且含有植物纤维。植物纤维在胃中可以产生饱腹感,是爱美的女性减肥时的良好食材。这道菜品营养丰富,而且色彩鲜艳非常美观,不仅适合女性食用,也适合做来给家中的小孩子吃。

三色五花肉

【食材】

五花肉250克,黑木耳15克,彩椒1个,胡萝卜一根,葱、姜、蒜、料酒、生抽、蚝油、香油。

【做法】

1.五花肉切成薄片放在葱姜和料酒调成的汤汁里腌制二十分钟,彩椒、胡萝卜切丝,木耳用温水泡发。

2.炒锅中放油,油锅烧热以后放葱姜蒜末炝锅。

3.之后调中火,加入腌制好的五花肉,等肉变色以后放入胡萝卜木耳煸炒。

4.锅中再放少许料酒,生抽两勺,蚝油、姜汁各一勺,香油适量,再放入彩椒,盖上锅盖焖一会儿,等汤汁变稠就可以出锅了。

这也是一道食欲不振时刺激食欲的好菜。这道菜营养搭配均衡，五花肉既含有蛋白质，也含有人体需要的脂肪，人每天活动中有百分之四十到百分之六十是直接来自于脂肪的，因此适量进食动植物脂肪不仅没有害处，反而会降低人的饥饿感，从而达到保持健康的目的。黑木耳中含有丰富的胶质，胡萝卜、彩椒不光点缀色彩而且吃起来爽脆可口，荤素搭配，适合全家人食用。

梅子蒸排骨

【食材】

猪肋排 300 克，酸梅 20 克（或酸梅酱）适量，生抽、蚝油、黑胡椒。

【做法】

1. 猪肋排洗净剁成小块备用。

2. 准备一个小碗，碗中加入盐少许生抽、蚝油、黑胡椒、酸梅酱（如果用酸梅应切成酸梅碎加入碗中），加上一点油，拌匀后浇在肋排上腌制两小时。

3. 取出后放在锅里蒸十五分钟，就能享用了。

【大夫说功效】

这道菜是粤菜的一道名菜，酸甜适中，对于不太爱吃肉的女性是一道非常不错的开胃荤菜。酸梅尝起来虽然酸酸的，但是酸梅是碱性的水果。人体呈现弱碱性时是比较健康的，而当呈酸性的时候就会出现浑身乏力等亚健康的状况。酸梅在菜品里作用主要是促进唾液与胃液的分泌，从而增进食欲。其中含有的柠檬酸、苹果酸等有机酸还能促进乳酸分解，缓解肌肉酸软疲劳等症状。排骨与促进食欲的酸梅搭配，这道菜主要是为了身体虚弱却又不太爱吃肉的女性准备的。

虫草炖水鸭

【食材】

水鸭一只，青菜 100 克，葱、姜、蒜适量，虫草适量。

【做法】

1. 水鸭宰掉，开水烫一遍去毛，掏出内脏，水鸭去头，只取水鸭身体部分炖汤。

2. 青菜放到开水中过一遍，将泡发好的虫草放入水鸭腹中。

3. 把食材放进锅中，加水，水量没过鸭肉却不会在水沸时溢出。

4. 把葱、姜、虫草放入锅中加入一点绍酒（可以用白酒代替）大火煮沸后转小火炖三至四个小时。

5. 关火后加入调味料就可以上桌。

【大夫说功效】

虫草是真菌与飞蛾幼虫结合共存的产物。西医研究表明主要药物成分是虫草素，这种物质吞噬癌细胞的能力是硒元素的四倍。冬虫夏草能促进骨髓生成血红细胞和白细胞，还能增加人体细胞内的发电厂——线粒体的活性，从而让人充满活力。在南方地区虫草经常被用来与其他各种药材共同炖煮。

鸭肉比较包容，可以与多种中药搭配。所以这里用鸭肉与虫草同煮，也是为了充分发挥虫草的功效。

西芹百合炒腰果

【食材】

百合(50 克)，西芹(100 克)，红椒，腰果（根据个人喜好添加），盐，砂糖，胡萝卜，姜。

【做法】

1.材料备好。把百合洗净并且晾干，同时收拾好西芹、胡萝卜，将西芹切成片状，胡萝卜则是菱形，并把姜也切好。

2.将三勺油倒入锅中，并且在烧热后加入腰果，炸黄之后可以捞出来备用。

3.在锅中加水烧开，放入合适的油和盐，把准备好的西芹与胡萝卜倒进去，焯水并沥干。

4.锅里倒入油，先用姜末煸炒，然后加入西芹与百合，等到这二者半熟，加入百合继续炒一段时间，并放入适量的盐调味。最后把炸好的腰果倒进去，加入鸡精搅拌均匀。

【大夫说功效】

中国有句俗语叫做吃什么补什么。腰果补肾健脾，能够帮助止渴。另外就像所有坚果一样，腰果有健脑的功效。腰果中的某些维生素和微量元素成分有很好的软化血管的作用，对保护血管、防治心血管疾病大有益处。它含有丰富的油脂，可以润肠通便，润肤美容，延缓衰老。百合除含有淀粉、蛋白质、脂肪及钙、磷、铁、维生素 B_1、维生素 B_2、维生素 C 等营养素外，还含有一些特殊的营养成分，如秋水仙碱等多种生物碱。百合具有养心安神，润肺止咳等功效。

芙蓉干贝

【食材】

干贝 300 克，高汤，葱、姜、蒜适量，黄酒，鸡蛋，牛奶。

【做法】

1.蒸锅里放水，把干贝放进盘子同葱姜、黄酒拌匀大火蒸半小时，捞出干贝备用。

2.鸡蛋打到碗里，小心将蛋黄捞出只留蛋清，蛋清里加入味精、盐和一袋牛奶，上锅蒸五分钟以后取出。

3. 把干贝肉均匀地铺在蛋清上，继续上锅蒸 5 分钟。

4. 另外准备一个锅，锅中放入高汤，加盐、鸡精，高汤沸腾以后加入少量水淀粉使高汤黏稠。

5. 等蛋清蒸好了以后把高汤勾的芡浇在上面就可以了。

【大夫说功效】

相对于猪肉、牛肉的百分之二十到百分之三十的蛋白质含量，贝类是蛋白质含量名列前茅的动物肉。贝类中含有的 EPA 能有效降低血管中胆固醇的含量，有"血管清道夫"之称。其中的 DHA 能促进神经系统保持健康，婴幼儿奶粉里经常将 DHA 作为添加物质，就是因为其可以促进脑部发展。干贝中含有的核黄素能抵抗癌变的肿瘤细胞。这道菜品味道鲜美，口感好，是温补的良方。

第三节：养生保健茶

红枣党参茶

【食材】

红枣，党参。

【做法】

党参、红枣加入小汤锅中，加水煮至沸腾，肠胃不好的人可以稍微加入一点陈皮。

【大夫说功效】

红枣具有补中益气、滋润补血、安神安眠的作用，红枣含有十分适合人体吸收的葡萄糖和钙、磷、铁、镁等微量元素。民间也有每天吃一点红枣可以焕发青春活力的说法。红枣价格便宜，获取渠道多样。春秋季节气候多变，就可以在蒸米饭，或者煲汤时顺便加一点红枣，可以起到暖胃防感冒的作用。

党参同样具有补神益气的作用。党参味甘，性平，功效与作用与人参相近。但是相对于人参，党参的进补功效较弱，因此比较适用于温补的人群。能起到治疗功效的物质主要是一些皂甙、碱性物质。这些物质可以增加人体造血能力，刺激人体免疫系统制造白细胞，从而增强免疫力。

茯苓清菊茶

【食材】

茯苓 7 克，菊花 4 克。

【做法】

将茯苓研磨成粉，加入菊花，还可以放少许绿茶。

【大夫说功效】

茯苓有利湿安神的功效，并且茯苓研磨成粉可以和鸡蛋清制成面膜敷脸。茯苓味甘、淡、性平，可以治疗水肿，小便不利等症状。针对更年期女性睡眠不好、心悸的情况，将茯苓和其他药材搭配也能起到安神的作用。现代医学研究分析茯苓含有葡萄糖、茯苓多糖、胆碱、卵磷脂等多种增强人体免疫力的物质。

菊花有明目、清肝、清热解毒的作用，菊花味甘苦，性寒。家人如果有热毒攻心的症状，或者儿女上班上学费眼的，每天三到四小杯菊花茶就能去火明目。

山楂五味子茶

【食材】

五味子 10 克，山楂 10 克。

【做法】

五味子和山楂因为不容易泡开，所以需要放在小锅里煮五分钟左右。

【大夫说功效】

五味子是一味传统中药，能治咳喘、敛肺、生津，现代研究表明，其还有排毒降低肝脏工作压力的功效。医书上说，五味子有助于气的通顺，帮助肺部及气管通气。如果气血虚弱不能回归元神，那么就会引发人体咳嗽的症状，如果气能回归元神，就能根除咳嗽，而五味子就能帮助理气、通气。

山楂性温味酸，被人们普遍作为消食化滞的水果。山楂内含有的酸性物质可以帮助减肥的人消除体内的脂肪，另外山楂能通过软化血管降低人患心脑血管疾病的风险。中医认为山楂对于消除水肿、红肿有一定作用。《本草纲目》也有这样的记载："化饮食，消肉积，症瘕，痰饮痞满吞酸，滞血痛胀。"

人参核桃茶

【食材】

人参 5 克，核桃若干个。

【做法】

因为人参和核桃中的物质不容易渗出，所以这道茶需要长时间的煮制。核桃和人参放入小锅，大火煮沸后改用小火煮一小时方可饮用。

【大夫说功效】

人参属于多年生草本植物，大多产于我国东北地区，是大补的首选药材，有增加人体活力的作用。对于刚刚做过手术或者因生病身体虚弱的人，人参是快速恢复精力的必备食材。这是因为人参能够提高人体的适应能力，对外界对身体的刺激，能降低应激反应作用。人参中含有几十种人参皂甙，这些物质能增加血管的扩张与收缩能力，从而防止血栓、心肌梗塞等疾病的发生。皂甙还能通过调节激素进而调节人体内体液的平衡、稳定血压。

核桃含有的 DHA 是婴幼儿奶粉经常含有的物质，主要作用是促进脑部的生长发育，防止因年龄增长引起的记忆力衰退甚至患老年痴呆。

何首乌山楂茶

【食材】

何首乌 30 克，冬瓜皮 20 克，山楂 20 克，乌龙茶 6 克。

【做法】

将所有的材料放入小铝锅中煮 10 分钟。

【大夫说功效】

何首乌属于藤本植物，多生于我国南方地区，民间有用何首乌泡水洗头来黑发的用法。何首乌性温，味甘，《本草纲目》记载过，何首乌气味温和，味道略苦涩，苦的味道可以补肾虚，温的性格能护肝，所以可以养血益肝、巩固精气、强壮筋骨，让头发变黑，是滋补良药。现代医学对于何首乌含有成分研究表明，何首乌中含有的物质对血液中胆固醇产生影响，具有抑制胆固醇的作用。此外，何首乌提取物在动物实验中，可以促进试验动物血红蛋白含量增高，因此何首乌也可用来补血。

但是何首乌不可以与肝毒性药物同用，否则会造成药物不良反应。肝功能不好的人最好不要吃何首乌。

丹参麦冬茶

【食材】

丹参，麦冬各 10 克。

【做法】

这道茶可以直接用开水冲泡。

【大夫说功效】

丹参以其植物根部入药，主要功效为活血通络、调经祛瘀。对于更年期妇女月经不调、腹痛经痛有缓解作用。《本草纲目》记载，丹参能使全身经络畅通，便于气血运行于全身，能增强人的活力。经现代科学分析，丹参之所以能够活血化瘀，是因为其中含有的二磷酸甘油这种物质能够舒缓心血管，加大经由心脏的血量，通过加速流量来起到活血的作用。

麦冬性寒味苦，入心肺胃经。可以用麦冬来治疗内热、燥热及其引发的咳嗽，对烦躁、乏力也有治疗作用。

养阴百合茶

【食材】

百合。

【做法】

冲泡饮用。

【大夫说功效】

百合花是多年生草本植物性，寒味苦，入肺经。自古以来百合就被用于治疗肺部的各种疾病，咳嗽、肺痨、百日咳等，医术中就记载了百合治疗过咳嗽疫情的事实。而且百合味道苦中带甘，含有的秋水仙碱等碱性物质能有效地舒缓神经系统，从而缓解咳嗽的症状。研究表明，百合还有止血的作用，适合手术以后冲泡饮用这道茶。但是在中医运用中认为，风寒咳嗽的人不能使用百合治疗。

白菊花枸杞茶

【食材】

菊花十朵，枸杞 10 克。

【做法】

直接用开水冲泡，晾凉即可饮用。

在西医中，枸杞也有药用成分，主要是枸杞多糖、甜菜碱、阿托品等。枸杞多糖可以抵抗肿瘤细胞，对抗辐射、抗疲劳有增强作用。阿托品可以用来抑制中枢神经系统，从而缓解疼痛，对于肌肉痉挛疼痛有明显的缓和作用。

百合玉竹参茶

【食材】

百合 5 克，玉竹 3 克，洋参 3 克。

【做法】

小铝锅中煮 5 分钟。

【大夫说功效】

玉竹具有养阴润燥的功能，可以治疗发热、口干舌燥、阴虚感冒等症。中医对其记载很多，《本经》中说玉竹能治疗中风、突发的热毒、跌打损伤等诸如此类的症状，长期服用能使面色红润。现代医学显示，玉竹提取物中含有洗胰清糖素，对于人体内的酸碱平衡以及血压有一定的控制作用。

洋参可以说是一味原产于外国的"中药"，花旗参和洋参是一种药材，只是产地不同。洋参和人参作用相近，主要有效物质都是人参皂苷。但是洋参较人参性凉，因此更适于日常温补使用。人参皂苷具有强心健血的作用，可以控制中枢神经，进而调节血压、血糖。对增加免疫力、保持活力也有作用。

丹参葛根茶

【食材】

丹参 15 克，葛根 15 克，蜂蜜少许。

【做法】

将食材放进小铝锅熬制 10 分钟。

【大夫说功效】

葛根是一味应用比较广泛的中草药，有的地区也作为食物食用，在我国南北方各个省份都有出产。中药主要将葛根应用于清热解表、治疗腹泻、呕吐等症状。《本草纲目》中记载，葛根性甘味辛，毒性很小，能够消渴、降低体温、治疗发烧、缓解呕吐症状。

现代医学分析表明葛根中含有的黄豆甙元，黄甙和葛根素可以改善糖尿病人的头晕头痛等症状。葛根粉还可以增强肝功能，有护肝的作用，可以改用来解酒。家人如果经常有应酬的可以在饮酒后饮用。丹参可以增加人体的活力，增加人体抵抗力。

荷叶决明玫瑰茶

【食材】

决明子 5 克，荷叶适量，干玫瑰花 3 克。

【做法】

将所有食材倒入锅中，熬制 5 分钟。

【大夫说功效】

决明子是决明的种子，也叫草决明、羊角，味苦性寒，入肝经。决明子最广为人知的作用就是明目清火，除了对于气力不足、肝肾虚火旺盛的症状有治疗作用之外，决明子还是一味润肠通便的良药。但是这道茶不能经常喝，因为决明子性寒，且是一味泻药，常喝有可能导致月经不调。

玫瑰花，《本草正文》中记载，玫瑰花清凉滋润，滋补效果是循序渐进的，并不猛烈，能暖胃护肝、活血养颜。玫瑰花中的有效成分主要有各种醇类物质、酚和油脂，维生素 C 含量异常之高。爱美的女士可以用玫瑰花泡水，使气色变好。

荷叶泡茶主要可以用来减脂，因为荷叶中含有的生物碱，一方面可以降低血液中血脂的含量，另一方面还能有效防止进食的食物中脂肪类物质的吸收。

党参地黄饮

【食材】

党参 15 克，地黄 10 克。

【做法】

将食材放入锅中煮 15 分钟。

【大夫说功效】

地黄分为生地黄与熟地黄，生地黄可以清热凉血，主要针对各种血热引起的病症，比如皮肤起疹子，经常口渴、烦躁、轻微的吐血症状。而熟地黄经过炮制，其中一部分化学成分被化解，作用就由凉血变为滋阴补血，用于身体虚弱、遗精盗汗等症状，尤其对女性月经不调有调理作用。《本草纲目》中记载，熟地黄能让骨骼充实，增长肌肉，增加造血能力，疏通血脉，还可以乌黑头发，对男子的劳累或者外伤、女子月经不调、生产造成的疾病都有疗效。可见熟地黄自古以来就被用于治疗妇科疾病。

党参和熟地黄的功效相近，并且党参除了补中益气的作用以外，还能增强人体免疫力和活力，对更年期女性乏力的症状有疗效。

何首乌龙眼茶

【食材】

何首乌 15 克，龙眼 20 粒，冰糖适量。

【做法】

何首乌、龙眼、冰糖放入锅中熬制 10 分钟。

【大夫说功效】

何首乌具有安神通络的作用，长期服用何首乌的制成品可以补气养血、治疗肝肾虚弱。直接的体现就是它的黑发作用。对于晚上睡不着，白天精神不好的女性，何首乌含有的物质对中枢神经具有安抚效果。

龙眼含有多种糖类物质，果肉有补心脾、益气血作用，对于胸闷心悸的症状有治疗作用。科学分析，龙眼含有的物质中，含有大量钾元素、胆碱、鞣质甘氨酸等，对女性身体很好。需要注意的是，由于其含有的糖分较高，糖尿病人以及滞气热毒的人不要吃龙眼。

洋甘菊红花茶

【食材】

洋甘菊 15 克，红花 10 克。

【做法】

放入锅中，水沸后煮制五分钟即可。

【大夫说功效】

洋甘菊是欧洲的一种甘菊晾晒而成的药材。中药药典里没有对其的记载，但是作为药材新贵，洋甘菊止痛效果十分明显，尤其是对于神经紧张引起的疼痛有很强的效果。这是因为其中含有的挥发性油脂可以舒缓胃部神经，刺激胃肠部位白血球的制造，从而抵抗消化系统炎症、减轻痛苦。甘菊精油还常用来美容。

红花有活血通络的作用，并且作为一味妇科疾病的常用药，对治疗经闭、痛经等有很好的效果。《本草纲目》记载，红花有滋润身心、止痛、消散红肿、打通经络的功效。这道茶由植物花瓣冲泡，毒性小，可以经常饮用。

灵芝乌龙茶

【食材】

灵芝 3 克，乌龙茶 3 克。

【做法】

有条件将灵芝磨成粉末或者打碎。可以直接冲泡喝，或者放到锅中煮 10 分钟。

【大夫说功效】

灵芝是中国传统的补药之一，具有多种作用。其性温味淡，有特殊香气。中药多把灵芝用于治疗胸闷气短、心悸、睡眠不好等症。此药入肺经，与党参等温补药材搭配可以和中益气、治疗咳喘、清肺化痰。经科学验证，灵芝可以抑制中枢神经活动，小鼠试验中，注射灵芝提取物的小鼠自发活动减少，这就意味着灵芝可以帮助提高睡眠质量。灵芝酊对心脏活动有促进作用，对心肌缺血有缓解作用。由于灵芝生长周期较长，相对于人工养植的灵芝，野生灵芝具有的有效物质更多。

中国茶叶逐渐成为风行世界的饮品，一方面是因为其特殊香气，另一方面是茶类物质含有矿物质含量高，对人身体有益，乌龙茶中含有的单宁酸可以促进人脂肪代谢，从而起到减肥的作用。

灵芝玉竹麦冬茶

【食材】

灵芝 10 克，玉竹 5 克，麦冬 5 克。

【做法】

煮制 15 分钟。

【大夫说功效】

麦冬性寒，味苦。入肺经，心经，主治润肺清新、内热心烦、阴虚肺燥，也有一定的安神作用。一般尝起来具有苦味的药材都具有去火清心的作用，因为所谓的去火就是通过植物中的某些物质杀死人体内的细菌病毒，而这些物质通常尝起来是苦的，麦冬就是如此。玉竹和麦冬一样，也具有清热去火的作用，可以养阴润燥、生津止渴，常被用于治疗肺胃阴伤、燥热咳嗽、口渴内热等病症，同时主治各种虚症，比如阴虚导致的感冒、咳嗽。玉竹煎剂对于人体新陈代谢有一定刺激作用，并且可以降血糖和血压。

这道茶中另一味药材灵芝具有强大的滋补作用，有抗衰老的作用，能抑制中枢神经、安神补脑。并且灵芝副作用比较少，各年龄段的人都可以服用。

菊花决明饮

【食材】

菊花 10 克，决明子 15 克。

【做法】

煮 5 分钟或者直接用开水冲泡皆可。

【大夫说功效】

菊花性寒，能保护眼睛，舒缓肝脏压力。《神农本草经》中记载，白菊花茶能治疗头晕、水肿、眼睛视力下降、肌肉无力，长期服用能有利于气血活跃。民间认为菊花可以去火，在治疗效果上主要体现在对于夏季风热感冒、口舌生疮等有治疗作用。现代分析菊花对于降血压有一定作用，对心脑血管有益。

这道茶配以决明子，二者都有清热明目的作用，可以煮来给还在上班或者上学比较费眼的家人喝。需要注意的是这两味药材都属于性寒的药材，脾胃虚寒的人不适宜喝。而且决明子是帮助身体代谢的药材，会影响"阳气"。长期喝决明子茶还会导致月经不调的症状。

蒲公英甘草茶

【食材】

蒲公英 15 克，甘草 10 克。

【做法】

倒入开水冲泡。

【大夫说功效】

蒲公英性寒，味苦。蒲公英是多年生草本植物，通常草本植物都有一定的杀菌作用，蒲公英也不例外，它杀菌主要是靠其含有的醇类物质、胆碱和特有的蒲公英素。对于各种内脏炎症，比如肝炎、肺炎、胆囊炎以及胃溃疡等病症，蒲公英有缓解疼痛的作用。中医的多部药典对于蒲公英的描述，也大都认同其杀菌消炎的作用。

甘草主要针对肺部疾病，如咳喘、喉咙肿痛，对扁桃体炎也有疗效。这是因为甘草剂的抗炎症功能，而甘草止咳作用还来源于它对中枢神经活动的抑制，进而减少平滑肌收缩，让咳嗽减轻。甘草的黄酮能杀菌，解除毒性。这道茶十分适合春秋季干燥且天气变化较大时，用来舒缓肺部压力。但是，甘草不适于孕妇食用。

桂花普洱茶

【食材】

桂花 5 克，普洱茶 5 克。

【做法】

放入小茶壶里煮 5 分钟。

【大夫说功效】

　　桂花经常被用做糕点或菜品中提香的佐料。古时候人们认为桂花可以延年益寿，桂花性温味辛，可以祛痰止咳，入肺经。用桂花泡茶可以缓解消化系统炎症引发的疼痛，还可以起到美容养颜的作用。不仅如此，桂花毒性很小，可以经常食用。

　　普洱最近几年越来越流行，普洱饮品价格也逐渐走高。普洱茶药用物质很高，含有强效抗氧化物质，可以抗衰老。除此之外，普洱还有降血脂的作用，《本草纲目》中就曾提到普洱有化解油脂的作用，对于进食牛羊肉导致的恶心症状有缓解作用。但是肝脏不好的人尽量少喝茶，因为茶中的碱性物质需要靠肝脏进行处理分解，肝功能不强的人有可能伤害肝脏。

灵芝安神茶

【食材】

灵芝 15 克。

【做法】

将灵芝切碎，煮 10 分钟。

【大夫说功效】

　　灵芝性温味淡，具有止咳抗癌、安神安眠等多种功效，这道茶中主要功效是为了安神。灵芝入心经，针对神经衰弱、心神不宁、失眠多梦等症状有很好的缓解效用。这是因为灵芝中含有的灵芝酊具有抑制中枢神经活动的作用。灵芝中特有的一种元素能大幅增加人体血液携带氧气的能力，所以外伤或者手术后可以吃一些灵芝食品。不仅如此，灵芝还可以促进新陈代谢并有延缓老化的作用，并能增强皮肤本身的修护功能。这道茶用量大约是每周三到四次，并且灵芝煮过一次后还可以继续使用一次。

百合金盏花茶

【食材】

百合 5 克，金盏花 5 克。

【做法】

直接加开水冲泡，焖 5 分钟就可以喝了。

【大夫说功效】

金盏花作为一味药材经常被添加进化妆品中。这是因为金盏花中含有抗过敏的成分，能提高皮肤的适应性。中医讲，金盏花性平味淡，花瓣有杀菌的作用。其实，金盏花在欧洲也作为一味草药，应用在民间的外伤处理上。其花瓣含有的黄酮类活性成分能抗氧化、消炎。

百合在食用时也具有美容的作用，其中含有的维生素和黏液质能促进皮肤代谢。百合含有的秋水仙碱，能提高人体免疫力和机体适应能力。但是需要注意的是百合性凉，脾胃虚寒及风寒咳嗽的人不要食用。

何首乌茉莉茶

【食材】

何首乌 10 克，茉莉花 10 克。

【做法】

何首乌煮 5 分钟后，加入茉莉花继续焖 5 分钟。

【大夫说功效】

何首乌味甘，性温，入脾肺经。何首乌可以滋阴补血，还有补肾益气的功效。何首乌对中枢神经有激活作用，能刺激人体造血系统，对于缺血、头昏有治疗作用。何首乌还适用于手术之后的疗养，这是因为何首乌能促进人体血小板凝聚，从而对伤口愈合有促进作用。

茉莉花不仅是人们喜爱的一种茶叶，而且还是一味中药，性温味甘。从茉莉花中提取的芳香物质含有芳香脂，这些物质对于抑制中枢神经活动有明显作用。这道茶可每天饮用，对睡眠不好的人来说是一个福音。

杜仲舒筋茶

【食材】

杜仲叶 15 克。

【做法】

加水煮 10 分钟。用法为每周两到三次，持续服用一个月即可。

【大夫说功效】

杜仲又名丝连皮。杜仲是一味传统的中药，《本草纲目》记载，杜仲可以补肝肾、固本，有益人体精神、强壮人的身体，对肾虚引起的腰痛有治疗作用，长期服用可以增加身体的灵活性，还能延年益寿。此外，它还有强筋健骨、活血通络的作用，对于风湿、关节疼痛有治疗作用。这是因为杜仲里含有的物质能进入血液，随血液的运行流经骨头、关节，杀死其关节里导致炎症的细菌，并促成生成新组织。所以对于风湿骨病以及患有骨质增生的人来说，喝这道茶可谓对症下药。

女贞子白芍茶

【食材】

女贞子 14 克，白芍 10 克。

【做法】

煮制 10 分钟。

【大夫说功效】

女贞子是一种叫女贞的灌木的果实。主要生长在我国南方，是食疗的一味常用食材。女贞子主要用于治疗肝肾阴虚的各种症状，比如头昏腰酸、耳鸣等。女贞子在治疗冠心病方面有作用，还可以改善血液中血脂以及胆固醇的含量。因为女贞子药效比较缓慢，需要按疗程持续服用。另外，女贞子入肝经，可以帮助肝脏起到解毒的作用，如果家人有需要经常应酬喝酒的，也可以做这道茶来喝。

白芍是一位比较实惠的中药，性凉，味苦，同样具有护肝的作用。此外白芍对于滋阴养血有一定的效果，适用于女性的各种阳气不足引起的疾病，比如月经不调、盗汗崩漏、带下等症。

旱莲草茶

【食材】

旱莲草（又名墨旱莲）10 克。

【做法】

加水煮 20 分钟，也可加入熟地黄一同冲泡。

【大夫说功效】

随着年龄的增加，很多女性晚上可能会出现口渴的症状，这是因为肝肾阴虚引起的。旱莲草就是一位滋阴补肾的良药，《本草纲目》记载，旱莲草不光有益肾脏健康，具有补肾滋阴之功效，而且和何首乌一样具有黑发的能力。旱莲草产量丰富，广泛分布于我国各个省区，生于水边，它主要针对肝肾阴虚，适合和地黄、枸杞一起服用，效果更佳。

旱莲草用水煮，能够有效地提高血液中血小板的数量，对于各种血症、外伤有辅助治疗作用。这道茶需要每天一剂服用，每一周算一个疗程。